GOLDMANN

Buch

Seit Jahrhunderten werden in der asiatischen Medizin mit den Methoden der Akupunktur und Reflexzonenmassage Beschwerden gelindert und Krankheiten geheilt. Längst haben sich diese fernöstlichen Behandlungsmethoden auch in Europa einen Namen gemacht. Der Autor Nhuan Le Quang entwickelte daraus seine eigene Methode der Gesichtsmassage, die ganz einfach mit den Fingerspitzen ausgeführt werden kann. Der gezielte Druck auf Massagepunkte im Gesicht bringt schnelle Linderung bei alltäglichen Beschwerden und vermag langfristig sogar Krankheiten entgegenzuwirken. Ob Kreislauf- oder Hautprobleme, Rücken-, Gelenk- oder Muskelbeschwerden, Hormon-, Verdauungs- oder Stoffwechselstörungen, Probleme mit den Atemwegen oder des Nervensystems – mit der Dien-Cham-Methode kann sich jeder einfach, problemlos und ohne Medikamente selbst behandeln. Die übersichtliche Gestaltung mit zahlreichen Abbildungen, praktischen Erklärungen und klaren Zuordnungen von Beschwerden und entsprechender Behandlung ermöglichen einen raschen Zugriff auf die benötigten Informationen und eine leichte Umsetzung des Beschriebenen.

Autoren

Nhuan Le Quang erlernte in Vietnam die Gesichtsreflexzonentherapie, die er zu einer selbständigen Methode weiterentwickelte. Seit 1987 praktiziert und lehrt er die Dien-Cham-Form in Europa. Nhuan Le Quang lebt in der Nähe von Paris.

Marie-France Muller, Ärztin, Psychologin und Therapeutin für Naturheilmethoden, ist Autorin vieler erfolgreicher Bücher zu psychologischen und gesundheitlichen Themen.

Marie-France Muller
Nhuan Le Quang

Die Kunst der fernöstlichen Gesichtsmassage

Entspannt, lindert Falten,
hilft bei Beschwerden

Aus dem Französischen
von Christiane Gsänger

GOLDMANN

Hinweis: Die Illustrationen in diesem Buch lassen sich auf jedem Kopiergerät problemlos vergrößern. So können Sie sich auch am Arbeitsplatz bei diversen alltäglichen Beschwerden schnelle Linderung verschaffen.

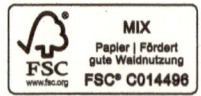

Penguin Random House Verlagsgruppe FSC® N001967

14. Auflage
Deutsche Erstausgabe März 2005
© 2005 der deutschsprachigen Ausgabe
Wilhelm Goldmann Verlag, München,
in der Penguin Random House Verlagsgruppe GmbH,
Neumarkter Straße 28, 81673 München
produktsicherheit@penguinrandomhouse.de
(Vorstehende Angaben sind zugleich Pflichtinformationen nach GPSR.)

© 2000 der Originalausgabe Editions Jouvence
Originaltitel: Le dien'cham' – Une étonnante méthode vietnamienne de réflexologie faciale
Originalverlag: Editions Jouvence
Umschlaggestaltung: Uno Werbeagentur, München,
unter Verwendung eines Entwurfs von Design Team München
Umschlagmotiv: Zefa/Creasource
Zeichnungen im Innenteil: Renée Maurice Nault
Redaktion: Renate Weinberger
Satz: Buch-Werkstatt GmbH, Bad Aibling
Druck und Bindung: GGP Media GmbH, Pößneck
Printed in Germany
ISBN 978-3-442-16434-9

www.goldmann-verlag.de

Inhalt

Anstelle eines Vorworts

Meine Begegnung mit Dien Cham

Krankheiten vorzubeugen, beeinträchtigte Gesundheit wiederherzustellen und zu lernen, sie wie ein kostbares Geschenk zu hüten, ist wahrscheinlich Ihr größter Wunsch!

Seit Urzeiten wissen wir, dass die Natur große Schätze für uns bereithält, um verlorene Gesundheit zurückzugewinnen und sie zu bewahren. Auf diesem Reichtum bauen die Naturheilmethoden auf, indem sie natürliche Mittel wie Pflanzen oder ätherische Öle einsetzen.

Häufig jedoch richten wir unseren Hilfe suchenden Blick nur nach außen, und wir übersehen dabei die Quellen der Gesundheit, des Gleichgewichts und des Wohlbefindens, die wir selbst in uns tragen. Wie unser Planet noch etliche unerforschte Regionen birgt, vergessen wir oft, dass es auch, und in weit höherem Maß, natürliche Schätze in unserem Inneren gibt.

Dien Cham öffnet uns die Türen, denn diese erstaunliche – aus Vietnam stammende – Methode ermöglicht es uns, einen noch unbeachteten Teil des riesigen Potenzials unserer Selbstheilungskräfte zu entdecken. Diese Methode ist in vielen Ländern der Welt – auch in Europa – bereits bekannt, und immer mehr Interessierte drängen sich zu den Workshops, die Nhuan Le Quang abhält.

Für die Begeisterung, die Dien Cham hervorruft, gibt es gute Gründe: Wenn Sie diese Methode erst einmal erlernt haben, hilft sie Ihnen, sich rundum wohl zu fühlen, und das ganz ohne Medikamente, ohne Apparate, überall und zu jeder Zeit. Um Ihre Beschwerden und die Ihrer Angehörigen zu lindern, brauchen Sie nichts als Ihre Finger oder das runde Ende eines Kugelschreibers, mit denen Sie die entsprechenden Reflexpunkte im Gesicht stimulieren.

Sie sehen, einfacher geht es nicht! Zumal das Ergebnis nie auf sich warten lässt: Kopfschmerzen verschwinden in einigen Sekunden, und Ihre Rückenschmerzen plagen Sie nicht mehr lange. Sie müssen mir keineswegs blind vertrauen, probieren Sie es einfach aus, um sich selbst zu überzeugen.

Es gibt wirklich nur wenige Methoden, die so viele Vorteile bieten und die Ihnen gleichzeitig ermöglichen:

- alltägliche Krankheiten ohne die Hilfe eines Arztes zu heilen;
- Ihre Beschwerden auf eine einfache, wirksame und schnelle Art zu lindern;
- Ihre Gesundheit mit einer medikamentenähnlichen Wirkung wiederherzustellen – ohne ein Medikament einzunehmen;
- allein und auf einfache Weise die Vorbeugung zu übernehmen, ohne großen Zeitaufwand und kostenlos!

All das bietet Ihnen Dien Cham, wie Sie selbst feststellen können.

Als ich Nhuan Le Quang auf einer Naturheilkunde-Messe zum ersten Mal traf, war ich ziemlich skeptisch, als er mir erklärte, er könne mit zwei oder drei Handgriffen und einem Kugelschreiber jeden Schmerz beseitigen, oft sogar auf Dauer. Da ich selbst Reflexzonen-Therapeutin bin, kenne ich die »Wunder«, die diese Technik bewirken kann. Doch seine verblüffend einfache Methode erschien mir nicht ganz glaubhaft.

Da ich aber sehr neugierig bin, schlug ich ihm vor, ihm mein Gesicht für ein Experiment zur Verfügung zu stellen. (Ich riskierte ja nicht viel.) Er fragte mich zunächst, ob ich irgendwelche Beschwerden hätte, irgendeinen Schmerz verspürte. Damit konnte ich ihm nicht dienen. Dann fiel mir aber ein, dass sich die Finger meiner rechten Hand seit mehr als 27 Jahren taub anfühlen. Damals hatte ich durch eine Beeinträchtigung meiner Halswirbel monatelang mit einem gelähmten Arm zu kämpfen. Dass ich ihn dann wieder gebrauchen konnte, verdanke ich nur der Reflexzonenmassage – geblieben ist allerdings die Gefühllosigkeit in den Fingern.

»Kein Problem!«, rief Nhuan Le Quang zu meiner Überraschung aus. Ich wurde immer skeptischer.

»Lassen Sie es uns einfach versuchen!« Er zückte einen Kugelschreiber und fing an, mit dem abgerundeten Ende mein Gesicht zu bearbeiten, dabei versetzte er mir hier und dort kleine Hiebe mit dem Stift. Das Ganze dauerte etwa zwei Minuten.

»Und, was fühlen Sie jetzt?«, fragte er mich.

Zu meiner großen Überraschung musste ich zugeben, dass die Energie wieder durch meine »toten« Finger zu fließen begann – nur ein Bereich am Zeigefinger blieb taub. Nachdem ich ihm das gesagt hatte, rieb er mit seinem Kugelschreiber zehn Sekunden lang einige Bereiche meiner Stirn. Danach stellte er mir erneut seine Frage. Unglaublich! Ich konnte meine Finger wieder fühlen, wie ich sie seit 27 Jahren nicht gespürt hatte.

Auf diesem persönlichen Erlebnis basiert meine Begeisterung für diese außergewöhnliche Technik, die so einfach ist, dass jeder sie in einigen Stunden lernen kann. Und das ohne Risiko, denn auch wenn man sich mal irrt, droht keine Gefahr.

Wir leben in einer merkwürdigen Zeit, in der man den Austausch von Körperteilen schon fast als normal betrachtet. Manche verrückte Wissenschaftler möchten am liebsten alles – den gesamten Körper – austauschen und lediglich den Kopf oder am besten nur das Gehirn beibehalten, um es einem anderen Körper aufzupfropfen. Fragt sich nur, woher und unter welchen Umständen man diesen Körper bekommt.

Tiere hat man ja schon geklont, und bald ist auch das Klonen von Menschen möglich. Manche sehen darin die Lösung der Fruchtbarkeitsprobleme, die in unserem gestressten Abendland mit seinen durch den Missbrauch von Hormonen in Lebensmitteln und Medikamenten vergifteten Menschen, so häufig auftreten. Manche meinen, mit dem Klonen ließe sich auch der Mangel an Organspendern beheben.

Die schlichten Gesetze der Gesundheit, ihrer Erhaltung und Wiederherstellung werden einfach nicht mehr in Betracht gezogen, weil der Mensch des 20. und 21. Jahrhunderts mit einem erschreckenden Größenwahn glaubt, er stehe über den Naturgesetzen. Ihnen will er sich nicht unterwerfen, ja, manchmal verneint er sie sogar. Natürlich sind bei dieser Angelegenheit bedeutende wirtschaftliche Interessen im Spiel. Eine französische Studie hat vor einigen Jahren gezeigt, dass für die Regierung eine kranke Bevölkerung »rentabler« ist als eine gesunde! Man werkelt an Forschungsprojekten, die vielleicht in zehn oder mehr Jahren ein Ergebnis bringen werden – meist geht es dabei um Präparate mit erschreckenden Nebenwirkungen. Manche Forschungsansätze kehrt man brutal unter den Teppich oder bringt wagemutige Leute, die sich ohne offiziellen Segen erlaubt haben, preiswertere Mittel zu finden, zum Schweigen. All diese »gedeckelten« Menschen dachten in ihrer Naivität, sie würden der Menschheit einen Gefallen tun!

Angesichts der beängstigenden, verwirrenden Wege unserer medizinischen Forschungswelt (in der immer noch zahllose wehrlose Tiere unsägliche Qualen erleiden) kann man kaum glauben, dass es tatsächlich ganz einfache Mittel gibt, um bei guter Gesundheit zu bleiben und zu verhindern, dass sich Verschleiß und chronische Leiden festsetzen.

Dien Cham gehört zu diesen neuen – besser gesagt: alten, wiederentdeckten – Techniken, unter denen es sicherlich den Hauptpreis für Wirksamkeit und Einfachheit verdient. Das Ziel von Dien Cham ist es, Krankheiten gar nicht erst entstehen zu lassen. Das ist doch mehr als vernünftig! Weshalb soll man immer erst warten, bis eine Krankheit ausgebrochen ist, um zu lernen sich selbst zu behandeln?

Dank Dien Cham ist jeder selbst in der Lage, eventuellen gesundheitlichen Problemen vorzubeugen und die bereits bestehenden Beschwerden zu lindern. Selbstverständlich kann Dien Cham die Schulmedizin nicht ersetzen, aber es vermag, sie harmonisch zu ergänzen. Selbst wenn Sie sich nur die Grundlagen dieser Technik aneignen, kennen Sie nach einigen Stunden etwa sechzig Reflexpunkte im Gesicht, mit denen Sie häufig auftretenden Gesundheitsproblemen vorbeugen können. Doch auch wenn das Unglück schon passiert ist, trägt Dien Cham viel zur Linderung bei, manchmal auch zur Heilung.

Abgesehen von Unfällen entsteht eine ernsthafte Erkrankung häufig nur dann, wenn man die Warnzeichen übersieht. Eine Krankheit ist kein Schlag des Schicksals, der Sie aus heiterem Himmel trifft. Stellt man bei den ersten Anzeichen eines Ungleichgewichts im Körper die innere Harmonie wieder her, kann eine Krankheit sich nicht einnisten. Allerdings man muss wissen, was zu tun ist. Und genau dieses Wissen soll Ihnen dieses klar und praktisch gestaltete Buch vermitteln. Ihre Aufgabe besteht nur darin, jetzt selbst den ersten Schritt zu tun. Versuchen Sie es, folgen Sie den Anleitungen – und achten Sie auf die Ergebnisse. So einfach ist das!

Marie-France Muller

Was können Sie von Dien Cham erwarten?

Seit zehn Jahren praktiziere ich meine Dien-Cham-Form in Frankreich (Paris, Toulouse, Lyon, Montpellier, Avignon usw.) sowie im restlichen Europa (Belgien, Schweiz, Luxemburg, Deutschland). Im Rahmen meiner Workshops oder anderer Veranstaltungen demonstriere ich die Wirksamkeit meiner Methode. So hatte ich die Gelegenheit, bei Tausenden von Menschen mit zwei Stiftstrichen alle möglichen Beschwerden zu lindern – zur großen Überraschung aller. Daraus schließe ich, dass in diesen Fällen, und vor allem bei Schmerzen, die Ergebnisse nicht nur zufrieden stellend, sondern sogar spektakulär waren. Für diejenigen, die gelitten hatten, und das manchmal schon seit Jahren, ohne dass irgendeine Methode Erfolg gebracht hätte, schien es wie Zauberei.

Ist diese Linderung endgültig? Ja, in harmlosen Fällen und manchmal sogar bei chronischen Beschwerden, bei denen die Stimulierung einiger gut ausgewählter Reflexpunkte reicht, um eine völlige Genesung herbeizuführen. Beispiele sind:

- Lendenschmerzen, die auf Ermüdung oder schlechte Haltung zurückzuführen sind;
- Schmerzen im Bereich der Halswirbel, wenn deren Ursache Kälte, Ermüdung oder ein heftiger Stoß sind;
- Kopfschmerzen aufgrund von Müdigkeit, Sorgen oder schlechter Verdauung;
- Schnupfen als Folge von Kälte oder einer Allergie.

Bei manchen chronischen Beschwerden sind einige Sitzungen nötig, die mitunter bis zu einer halben oder einer Stunde dauern können. Doch das ist selten. Ein großer Vorteil dieser Technik liegt in ihrer Einfachheit. Jeder kann sie erlernen und die Behandlung selbst fortsetzen beziehungsweise in anderen Fällen ausführen.

Natürlich müssen Sie auch auf die anderen Faktoren, die Ihre Gesundheit beeinflussen, achten. Dazu gehören Ihre Ernährung, Ihre Atmung, Ihr soziales Umfeld sowie Umweltverschmutzungen aller Art. Sie müssen Ihre Gefühle ins Gleichgewicht bringen und dürfen sich weder von Sorgen auffressen lassen noch Müdigkeit (psychischer oder physischer Art) einfach übergehen. Vernachlässigen Sie all diese Bereiche, wird der Schmerz zurückkehren, weil Ihre Probleme trotz der Behandlung andauern. Die Wundermethode, die Sie vor Krankheiten schützt, obwohl Sie nichts dazu tun, gibt es nicht.

Nichts hindert Sie daran, bei Bedarf sich auch schulmedizinisch behandeln zu lassen, pflanzliche Präparate einzunehmen oder andere Methoden anzuwenden, wie zum Beispiel Akupunktur, Qi Gong oder Reiki.

Weitere Vorteile von Dien Cham sind:

- Sie können sich immer und überall sofort um Schmerzen kümmern, weil Sie dazu nur Ihre Finger oder irgendeinen Stift mit einem abgerundeten Ende, zum Beispiel einen Kugelschreiber, brauchen.
- Sie können diese Therapie bei sich selbst, aber auch bei anderen Menschen anwenden.

Damit haben Sie praktisch rund um die Uhr eine ausgezeichnete Chance, Beschwerden daran zu hindern, sich festzusetzen oder zu verschlimmern. Also, packen Sie das Übel an der Wurzel, und werden Sie es so früh wie möglich los.

Was kann Dien Cham lindern?

Die vielfältigen Einsatzmöglichkeiten des Dien Cham lernen Sie in diesem Buch kennen. Der folgende Überblick soll Ihnen nur einen kleinen Eindruck verschaffen, in welchen Bereichen die Methode wirksam werden kann:

Rücken, Gelenke und Muskeln: Bei Schmerzen im Bereich der Lenden, Halswirbel, Schultern, Knie, Wirbelsäule, Arme, Beine, Hände, Finger, Füße und Knöchel. Bei Arthrose, Rheuma, Polyarthritis, Verstauchungen, Ischias, Hexenschuss und ähnlichen Beschwerden.

Sexualleben, Genitalbereich und Hormonstörungen: Bei Menstruationsproblemen (Schmerzen, zu starke, zu schwache oder unregelmäßige Menstruation), Ausfluss, bei Problemen im Bereich der Vagina beziehungsweise Prostata, bei Sterilität, Impotenz, Frigidität, vorzeitigem Samenerguss, bei Problemen vor und während der Menopause (Hitzewallungen, Scheidentrockenheit usw.), bei Gebärmuttersenkung, Fibrom, Eierstockzyste, Mastose, Schilddrüsenunter- oder -überfunktion sowie bei Problemen während des Stillens.

Haut: Bei Entzündungen unterschiedlicher Art, Akne, Pruritus (dem auf differenzierten Ursachen beruhenden Hautjucken mit zwanghaftem Kratzen), Ekzemen, Schuppenflechte, Verbrennungen, Gürtelrose oder Nesselfieber.

Verdauung, Stoffwechsel: Bei Verdauungsstörungen unterschiedlicher Art (Verstopfung, Durchfall), Dickdarmentzündung, Gastritis, Diabetes, Hepatitis, Gallen- oder Nierensteine, Wasseransammlungen, Fettleibigkeit, Cellulitis oder Migräneformen, die mit der Verdauung und dem Stoffwechsel in Zusammenhang stehen.

Nervensystem: Bei Depressionen, Schlaflosigkeit, Angst, Reizbarkeit, Apathie, chronischer Müdigkeit, Kopfschmerzen, Reisekrankheit sowie bei nervösen oder hyperaktiven Kindern.

Kreislauf: Bei Durchblutungsstörungen, zu niedrigem oder zu hohem Blutdruck, Schwindel, Krampfadern sowie bei verschiedenen kreislaufbedingten Unpässlichkeiten.

Atemwege: Bei Bronchitis, Asthma, Nebenhöhlenentzündung oder Schnupfen.

Verschiedenes: Bei Seh- und Hörstörungen sowie Allergien, außerdem in einigen speziellen und chronischen Fällen, zum Beispiel bei der Parkinson-Krankheit, bei einigen Tumoren, manchen Lähmungserscheinungen oder Taubheitsgefühlen.

Die Ergebnisse sind im Allgemeinen in all den aufgezählten Fällen ausgezeichnet, vor allem bei der Linderung von Schmerzen und Entzündungen, wenn das Problem gerade erst aufgetreten und der Patient nicht erschöpft ist und noch genug Widerstandskraft besitzt.

Bei chronischen Krankheiten kommt es mitunter vor, dass die Symptome erneut auftreten, wenn der Patient die Behandlung beendet. Bei ernsten, schwierigen Problemen, insbesondere im psychosomatischen Bereich, kann der Erfolg geringer ausfallen. Deren Behandlung dauert meist länger und muss mit anderen Therapiemethoden kombiniert werden.

Ich habe selbst bei Krebs im Anfangsstadium einige gute Ergebnisse erlebt. Vor allem aber kann Dien Cham dem Kranken helfen, die Nebenwirkungen der Chemotherapie besser zu ertragen, weil ein guter Energiefluss die Müdigkeit verringert, die Schmerzen lindert und durch Entspannung die Ängste nimmt. Die durch die Chemotherapie hervorgerufene Müdigkeit ist häufig so schlimm, dass die Kranken jeglichen Willen und jede Kraft zum Reagieren verlieren. Sie halten sich für verdammt und sterben an der Hoffnungslosigkeit. Verschafft man einem Betroffenen ein bisschen Wohlbefinden, indem man die Nebenwirkungen lindert, bekommt er wieder etwas Hoffnung und die Kraft zu kämpfen. Er vermag positive Gedanken zu hegen, und vielleicht fasst er den Entschluss, alternative Methoden zusätzlich zu seiner Behandlung zu versuchen. Jede Hoffnung ist erlaubt!

Was bedeutet der Name Dien Cham?

Die Ursprung von Dien Cham beruht auf Entwicklungen des vietnamesischen Akupunkteurs Professor Bui Quoc Chau. Es handelt sich dabei um eine Gesichtsreflexzonentherapie. Da ich diesen Namen zu lang und zu kompliziert fand, habe ich für meine Form dieser Therapie einen Namen gewählt, der die vietnamesische Herkunft und die im Westen bekannte Reflexzonenmassage herausstreicht: Dien Cham. Ich übersetze den Begriff mit Gesichtsreflexzonenmassage, obwohl das nicht ganz korrekt ist, denn präzise übersetzt heißt Dien zwar Gesicht, aber Cham bedeutet Akupunktur. Ich halte diese kleine Ungenauigkeit für legitim, da Dien Cham einerseits vergleichbar mit der bereits bekannten Reflexzonenmassage (der Fußsohlen oder Nasenhöhlen) ist und andererseits Druckpunkte wie in der Akupunktur die ausschlaggebende Rolle spielen.

Ich wünsche Ihnen eine gute Gesundheit – jetzt und für alle Zeiten!

Nhuan Le Quang

Du trägst alle Heilkräfte in dir,
der Therapeut kann dir nur helfen,
sie wiederzufinden.

Richard Bach

Die Geschichte des Dien Cham

Diese erstaunliche Technik entstand 1980 in Vietnam, in Ho-Chi-Minh-Stadt (dem früheren Saigon), dank der Arbeit von Professor Bui Quoc Chau und eines ganzen Teams von Ärzten, Forschern und Akupunkteuren. Bei seiner Arbeit im Krankenhaus hatte der Professor begonnen, sich für die Grundlagen der Reflexzonenmassage zu interessieren, auch war ihm die Idee gekommen, die möglichen Übereinstimmungen zwischen Gesicht und Körper zu studieren. Nach den Prinzipien der Reflexzonenmassage kann jeder Teil des Körpers den gesamten Organismus widerspiegeln und günstig beeinflussen. Weshalb sollte das nicht auch im Bereich des Gesichts funktionieren, so wie es für die Fußsohlen, Ohren, Hände oder andere Körperteile zutrifft? Dies war der Ausgangspunkt.

Dien Cham, I Ging und das Prinzip der Analogie

Das I Ging, das im Westen vor allem als Orakel bekannt ist, beschränkt sich nicht auf diese einengende Definition. Es gibt sogar eine sehr ernst zu nehmende Medizin, die auf seinem Studium fußt. Manche ihrer Aspekte stützen sich auf das Prinzip der Entsprechung. Um ein Beispiel aus der Musik zu nehmen: Man weiß, dass Töne der gleichen Tonalität einander entsprechen. Wenn man eine bestimmte Note auf einem Instrument anspielt, kann ein anderes Instrument in der Nähe eine Resonanz erzeugen und harmonische Entsprechungen dieser Note erklingen lassen.

Professor Bui Quoc Chau zog die Schlussfolgerung, dass logischerweise alles in der Natur diesem Prinzip unterliegt. Angesprochen wird dies übrigens auch im Kybalion, der Bibel der hermetischen Wissenschaft, die dem großen Hermes (in Ägypten Thot genannt) zugeschrieben wird. Er hat das so ausgedrückt: »Alles in der Natur hat seine Entsprechung.« Diesem Gedanken folgt auch die chinesische Medizin: Sobald ein Problem im körperlichen Bereich auftritt, sucht man nach Pflanzen oder Mineralstoffen, die Entsprechungen zum Körper oder zum fraglichen Organ besitzen. Auch wenn dies unseren westlichen Verstand, der in der kartesischen Denkweise gefangen ist, ein wenig verwirrt, muss man doch anerkennen, dass das Prinzip offenbar funktioniert.

Man verdankt die Regeln der Reflexzonenmassage also nicht dem reinen Zufall. Nachdem Bui Quoc Chau sich zunächst auf die Hypothese des I Ging und auf das Prinzip der Analogie, nach dem alle Dinge gleicher Form gewisse Übereinstimmungen besitzen, gestützt hatte, betrachtete er nun das Gesicht unter diesem Aspekt. »Da die Krümmung der Nase der Krümmung der Wirbelsäule entspricht, muss sie ihr entsprechen und ermöglichen, sie zu behandeln«, sagte er sich eines Tages. Er probierte es an einem Patienten aus, der unter Rückenschmerzen litt, indem er dessen Nasenrücken mit der abgerundeten Spitze eines Stäbchens abtastete: Er fand recht schnell einen sehr schmerzempfindlichen Punkt, in den er sofort eine Akupunkturnadel setzte. Und die Rückenschmerzen verschwanden sofort! Dieses Experiment wiederholte er mehrere Male, jedes Mal waren die Ergebnisse ausgezeichnet.

Diese viel versprechenden Anfänge ermunterten ihn natürlich zum Weitermachen. Er sagte sich, wenn die Krümmung der Nase der Wirbelsäule entspricht, müssen die Nasenlöcher, die dem Gesäß ähneln, diesem auch entsprechen. Demzufolge beginnen die Beine an den Außenseiten der Nasenlöcher und ziehen sich um den Mund, und die Augenbrauen stehen für die Schultern und die Arme. So entdeckte er nach und nach die Projektion des Körpers auf das Gesicht (siehe Abbildung »Projektion der Körperteile auf das Gesicht«, S. 37).

Vom Buddhismus zur modernen Medizin

Im Verlauf seiner Forschungsarbeit fand Bui Quoc Chau mehr als 22 Projektionsmöglichkeiten des Körpers auf das Gesicht und entdeckte mehr als 500 Reflexpunkte (bei der Akupunktur zählt man kaum mehr als 30 Punkte im Gesicht).

So arbeitete er mit seinem Team eine neuartige Reflexzonenmassage aus, die noch umfassender und wirksamer als die Akupunktur ist. Er nannte diese Methode Facytherapie, also Gesichtstherapie.

(Anmerk. der Red.: Bui Quoc Chau und seine Schüler verwendeten von Anfang an englische Begriffe, die im Folgenden beibehalten werden, um Verwechslungen auszuschließen.)

In dem Begriff Facytherapie vereint Bui Quoc Chau die Facio-diagnostic (Gesichtsdiagnostik) und die Cybernetic therapy (kybernetische Therapie).

Bei der Gesichtsdiagnostik handelt sich es um die Feststellung von schmerzempfindlichen Punkten, aber auch von Punkten, die man »stumme Punkte« nennt (weil sie unempfindlich sind), und die eine Diagnose erlauben.

Was die Kybernetik angeht, handelt es sich um eine moderne, sehr komplexe Wissenschaft, in der sich Mechanik und Elektronik mischen. Professor Bui Quoc Chau spricht von kybernetischer Therapie, weil er das Gesicht als eine Schalttafel oder als Tastatur eines Computers betrachtet: Es genügt auf einen Knopf zu drücken, um über die Entfernung hinweg bei einem Organ eine Reaktion zu bewirken, eine organische Funktion zu regulieren oder Schmerzen zu lindern.

Die Bui Quoc Chaus Facytherapie ist eine so komplexe Methode, dass sie nur von Spezialisten, die sie jahrelang studiert haben, angewendet werden kann. Sie stützt sich sowohl auf die östliche Medizin (vor allem auf die Akupunktur) als auch auf die westliche (vor allem auf die Anatomie, Physiopathologie und Neurologie). Außerdem umfasst sie so unterschiedliche andere Bereiche wie die Chemie, Physik, Geometrie, Kybernetik und sogar östliche Philosophien und Kulturen. Sie wird inspiriert durch den Buddhismus, das Zen, den Taoismus, den Konfuzianismus und das I Ging. Auch vietnamesische Volkstraditionen spielen eine Rolle, allen voran die volkstümliche Medizin, aber auch Sprache, Redensarten, Folklore und andere Errungenschaften dieser alten Zivilisation. Die Gesamtheit dieser Kenntnisse diente als Ausgangspunkt für die Erarbeitung von Regeln wie des Prinzips der Entsprechung, des Prinzips der Symmetrie, des »stummen Punktes« und der umgekehrten Wirkung. Deshalb ist es für einen Menschen der westlichen Welt schwierig zu verstehen, wie die Facytherapie aufgebaut ist, ohne in den Geist dieser großen Traditionen einzudringen.

Ausgehend von dieser komplexen Basis kann man die von Bui Quoc Chau entwickelte Facytherapie als eine Art von Synthese aus Reflexzonenmassage, Massage und Akupunktur definieren. Sie bildet den Ausgangspunkt, auf den sich Nhuan Le Quang stützte, um seine eigene Methode zu schaffen: das Dien Cham.

Nhuan Le Quang und das Dien Cham

Alles begann auf eigenartige Weise. Als Nhuan Le Quang vor etwa zwanzig Jahren noch in Vietnam lebte, wurde ihm eines Tages prophezeit, dass er Menschen heilen, die Welt bereisen, berühmt werden und eine völlig neu- und andersartige Methode »herausbringen« würde. Auf diese merkwürdige Vorhersage reagierte Nhuan Le Quang mit Staunen und Skepsis: Er war zu jener Zeit Architekt und lebte in einem kommunistischen Land – das ließ kaum auf eine solche Möglichkeit hoffen. Außerdem litt er unter chronischem Asthma, das ihm starke Beschwerden bereitete und diese Vorhersage völlig absurd erscheinen ließ. »Damals war ich eher pessimistisch«, erzählt er später, »aber da es mir bestimmt war, fügte sich alles in die richtige Richtung. Ich habe zwei so einfache Techniken entdeckt, dass man sie selbst erleben muss, um an ihre Wirksamkeit zu glauben. Ich verfolgte die Sache beharrlich, und meine Methode funktioniert wirklich, und das ist das Entscheidende.«

Ein großer Teil seiner Familie emigrierte 1975 nach der »kommunistischen Machtübernahme« nach Frankreich. Nhuan Le Quang musste damals aus persönlichen Gründen – zu seinem großen Bedauern – in Vietnam bleiben. Doch gerade diese auf den ersten Blick so ungünstige Situation gab ihm die Gelegenheit, Bekanntschaft mit Bui Quoc Chaus Facytherapie zu machen. Im Rückblick meint er dazu: »Das war wohl die elf Jahre wert, die ich in dem kommunistischen Land verbracht habe!«

Asthma und die Facytherapie

1985, nachdem er von der Facytherapie gehört hatte, beschloss Nhuan Le Quang sie auszuprobieren, um sich vielleicht endlich von seinem lästigen Asthma zu befreien. Er ging in das von Professor Bui Quoc Chau geleitete Zentrum, in dem diese Technik durchgeführt wurde. Zu jener Zeit verwendete man dort Akupunkturnadeln, um die Reflexzonen im Gesicht zu behandeln, und das war ganz und gar nicht angenehm. Doch Nhuan Le Quang versuchte es trotzdem, denn ihm war alles recht, wenn es nur helfen würde.

Er ließ sich also Nadeln im Gesicht setzen und spürte bald die erstaunliche

Wirkung: Zu seiner großen Überraschung verschwand sein beginnender Schnupfen, der sich in der Regel sehr schnell zu einem Asthmaanfall steigerte, sofort. Seine Nase hörte auf zu laufen. Und als er das Zentrum verließ, merkte er nichts mehr von seinen Beschwerden!

Die Methode erschien ihm wirklich außergewöhnlich, und noch am selben Tag besorgte er sich Akupunkturnadeln und ein ausführliches Werk über diese Technik. Er wollte in der Lage sein, sich selbst zu helfen, sobald es ihm nötig schien, ohne auf einen Behandlungstermin warten zu müssen.

Nhuan Le Quang gibt zu, dass er am Anfang nicht viel von der komplexen Methode verstand: Die Prinzipien von Yin und Yang, die fünf Elemente und die vielen Grundprinzipien der Facytherapie erschienen ihm wie ein Labyrinth, in dem er sich verlor, ohne Hoffnung, je den Weg zu finden. Doch mit der Zeit und sehr viel Geduld gelang es ihm, in diesem Gewirr die entscheidenden Punkte im Gesicht festzulegen. Der Schnupfen, der Vorbote seines Asthmas, kam einige Wochen später wieder. Nhuan Le Quang sagte sich, dass er nichts riskierte, wenn er die Technik ausprobieren würde. Nachdem er nun die Punkte für den Schnupfen ausfindig gemacht hatte, platzierte er sich vor einen Spiegel und setzte sich selbst die Nadeln im Gesicht. Der Schnupfen hörte augenblicklich auf!

Nach diesem positiven Ergebnis beschloss er, alles daranzusetzen, um diese erstaunliche Technik zu verstehen und ihre Anwendung zu lernen.

Eine vereinfachte Technik

1986 beschloss Nhuan Le Quang seiner Familie nach Frankreich zu folgen. Und das gab seinem Leben die entscheidende Wende. Nachdem er einige Monate lang vergeblich Arbeit gesucht hatte, entschied er sich, die Studien, in die er sich bereits vor einiger Zeit gestürzt hatte, noch intensiver zu betreiben. Das dauerte eine ganze Zeit, was nicht erstaunt, wenn man die Komplexität der Grundlagen des zukünftigen Dien Cham bedenkt.

Keine Sorge, Sie müssen sich nicht in die schwierigen Begriffe des Yin und Yang, des I Ging und anderer Traditionen einarbeiten, um vom Dien Cham zu profitieren. Sie brauchen noch nicht einmal die Meridiane zu kennen! Das ist für unseren abendländisch geprägten Geist ein großer Vorteil.

Nhuan Le Quang erkannte schnell, dass die Stahlspitzen, die man in Vietnam meistens für die Akupunktur verwendet, in westlichen Ländern nicht angebracht sind. Mit diesen Spitzen verläuft eine Behandlung im Gesicht nicht ohne Schmerzen, und das ertragen westliche Patienten nur sehr schlecht. Nach dieser Feststellung überdachte er das Problem und entdeckte schließlich ein wesentlich angenehmeres Instrument, das kinderleicht anzuwenden ist und in den Ergebnissen denen der Nadeln oder der Stimulierung mit einer Stahlspitze in nichts nachsteht.

Ein einfacher Kugelschreiber

Die verblüffend einfache Lösung war ein Kugelschreiber mit einem abgerundeten Ende. Damit besaß Nhuan Le Quang ein Instrument, das sich ohne Gefahr für den Patienten und ohne Risiko für den Ausübenden einsetzen ließ.

Bald wurde Nhuan Le Quang immer häufiger eingeladen, Vorträge zu halten und seine Vorgehensweise zu demonstrieren, vor allem auf Naturheilkunde-Kongressen. Nach der ersten öffentlichen Demonstration seiner Methode verbreitete sich der Bericht über die ausgezeichneten Ergebnisse wie ein Lauffeuer, und so führte er das Dien Cham an einigen Hundert Personen vor Publikum durch. Man muss dazu sagen, dass eine durchschnittliche Sitzung nicht länger als zwei oder drei Minuten dauert. Je mehr er praktizierte, desto mehr wurde ihm bewusst, dass die gewünschte Wirkung auf ganz einfache Weise erzielt werden konnte. Man brauchte kein spezielles Instrument dafür und musste nur wenige Punkte kennen. Es gelang ihm, eine beträchtlich vereinfachte Methode zu entwickeln, indem er sie auf etwa sechzig Grundpunkte reduzierte.

Nhuan Le Quang beschloss, seine neue, sehr einfache Reflexzonenmassage zu lehren. Da sich seine Methode von der Facytherapie klar abgrenzte, entschied er sich für die Bezeichnung »Gesichtsreflexzonenmassage«, also für einen Namen, der mehr aussagte.

So entstand das Dien Cham oder die vietnamesische Gesichtsakupunktur, eine Technik, die auf etwa sechzig Reflexpunkte im Gesicht beschränkt ist, die anhand eines fiktiven Liniennetzes gefunden und nummeriert wurden.

Seit 1987 ist Nhuan Le Quang in Frankreich und Europa unterwegs, um Dien Cham bekannt zu machen. Sein Ziel: sie so breit gestreut wie möglich vorzustellen, damit möglichst viele Menschen von ihren Wohltaten profitieren können.

Praktische Dien-Cham-Tipps

Die Grundlagen des Dien Cham

Beim Dien Cham werden Reflexpunkte im Gesicht stimuliert. Als einziges Hilfsmittel brauchen Sie einen Kugelschreiber mit einem abgerundeten Ende. In weniger Zeit als ich zum Schreiben brauche, verschwinden Ihre Beschwerden wie durch Magie.

Dien Cham ist einfach, wirksam und spektakulär. Sie benötigen weder Vorkenntnisse noch müssen Sie sich theoretische Kenntnisse erarbeiten. Sie wollen aber sicherlich diese Technik verstehen, deshalb verweilen Sie einen Moment bei den Grundprinzipien, die ihrer Ausarbeitung vorangegangen sind und die im vorhergehenden Kapitel nur kurz erwähnt wurden.

Die Verbindung mit der Akupunktur ist offensichtlich, vor allem in den Anfängen der Facytherapie, auf der Nhuan Le Quang seine Methode aufbaute. Die »Erfinder« der Facytherapie, Professor Buị Quoc Chau und sein Team, setzten neben Akupunkturnadeln und spezielleren Instrumenten, zum Beispiel verschiedene Roller oder kleine Gummihammer, auch die Moxibustion ein (Brenntherapie, bei der getrocknetes, pulverisiertes Moxa – Beifußkraut – auf oder über bestimmten Akupunkturpunkten abgebrannt wird). Allerdings entfernte sich die neue Technik rasch davon und führte eigene, oft sehr unterschiedliche Methoden ein.

Die Facytherapie nutzt etwa 500 Punkte im Gesicht, während es bei der Akupunktur nur etwa 30 sind. Einige dieser Punkte finden sich sowohl in der einen als auch in der anderen Methode. Und bei beiden Methoden wird jeder Reflexpunkt im Gesicht als das Spiegelbild eines oder mehrerer Punkte des entsprechenden Meridians betrachtet (zum Beispiel entsprechen die Punkte 50 und 233 dem Lebermeridian). Dafür gibt es ganz genaue Regeln.

Bewährte Fundamente: überlieferte Prinzipien

Manchen Menschen erscheint es erstaunlich, dass man sich in unserer Zeit noch für »überholte« Ideen wie die traditionellen Heilweisen interessiert. Doch unsere Vorfahren kannten offensichtlich hochwirksame Methoden, die sie nicht nur unter manchmal sehr schwierigen Bedingungen überleben ließen, sondern die auch die Entwicklung und Übermittlung von jahrhundertealtem Wissen möglich machten. Wer sich über das »alte Wissen« lustig macht beziehungsweise es ignoriert oder abfällig betrachtet, befindet sich auf einem der vielen Irrwege unserer modernen Zivilisation, die so stolz auf ihre eigene »moderne« Wissenschaft ist, obwohl diese vor lauter Selbstüberschätzung alle anderen Kenntnisse ablehnt. Es wäre aber klug und weise, sich anzuhören und anzusehen, was unsere Vorfahren wussten. Zum Glück haben dies im Lauf der Jahrhunderte viele getan. Zu diesen weisen Menschen gehört Professor Bui Quoc Chau – und er hatte Erfolg damit! Er stützte sich – wie dann auch Nhuan Le Quang – bei seiner Arbeit auf einige Prinzipien, die Sie in ihren Grundzügen kennen sollten, weil das Ihnen die Anwendung und das Erlernen von Dien Cham erleichtert.

Das Prinzip der Formentsprechung

Auf diesem Prinzip basieren die meisten der heute eingesetzten Gesichtsdiagramme. Bui Quoc Chau legt dar, dass das Prinzip der Formentsprechung auf der Weisheit beruht: Was sich ähnelt, passt zusammen. (Diese Weisheit wird im I Ging erwähnt.) Das bedeutet auch: Dinge mit gleicher Form ähneln und entsprechen einander.

Im vorhergehenden Kapitel haben wir bereits berichtet, wie die Analogie beispielsweise zwischen Nasenrücken und Wirbelsäule oder der Form der Nasenlöcher und dem Gesäß festgelegt wurde.

Später wurde das Prinzip der Formentsprechung auf ein allgemeines Prinzip der Entsprechung erweitert, das in zahlreichen Bereichen Anwendung fand. Dazu gehört auch das Prinzip der natürlichen Entsprechung, demzufolge beispielsweise die Akupunkturpunkte 8 und 106 – die von gleicher Natur sind – mit großem Nutzen zusammengeschlossen werden können.

Das Prinzip der natürlichen Entsprechung

Nehmen wir ein Beispiel, das dieses Prinzip verdeutlicht: Der Hals verbindet den Körper mit dem Kopf. Ebenso verbindet das Handgelenk die Hand mit dem Unterarm und der Fußknöchel den Fuß mit dem Bein. Im Vietnamesischen werden diese Körperteile, die eine Verbindung zwischen zwei anderen herstellen, mit dem gleichen Wort bezeichnet: *cô*. So heißt der Hals *caï cô*, das Handgelenk *cô tay* und der Fußknöchel *cô chân*. Nach diesem Prinzip der Korrespondenz betrachtet man beispielsweise auch die Nasenwurzel (zwischen den Augenbrauen und den Augen gelegen) als entsprechend *(cô)*, da sie die Nase mit der Stirn verbindet. Man stimuliert diese Region, um Beschwerden im Halsbereich zu lindern. Das gleiche Ergebnis kann man aber auch mit einer Massage der Hand- oder Fußknöchel erreichen!

Prinzip der Einheitlichkeit

Dieses Prinzip bildet eine Verbindung zwischen den kranken Teilen des Körpers, ihrer Arbeit und ihrer Darstellung als Punkte im Gesicht, die man »weich« nennt, das heißt von fehlender Festigkeit. Diese Punkte lassen sich durch Berühren und manchmal sogar im Aussehen feststellen. Die Anzahl dieser »weichen« Reflexpunkte und der Grad ihrer Weichheit sind auch ein Zeichen für die Schwere der Krankheit oder des Ungleichgewichts im Körper.

Das Prinzip der Symmetrie

Nach diesem Prinzip sind die Körperteile der rechten Seite auf der rechten Seite des Gesichtes angesiedelt und die der linken in der linken Gesichtshälfte.

Eine Ausnahme bilden bei dieser Regel die Punkte auf der Stirn, von denen manche der gegenüberliegenden Seite entsprechen. Das Gleiche gilt für das Schema der inneren Organe auf der Stirn.

Das Prinzip der Zusammenschaltung

Alles im Universum ist voneinander abhängig. Das Gleiche gilt auch für den menschlichen Körper. Dazu zwei Beispiele:

- Sie leiden unter Migräne? Dann kontrollieren Sie den Zustand Ihrer Leber oder Ihrer Gallenblase.
- Sie haben häufig Halsschmerzen? Dann prüfen Sie den Zustand Ihres Darms.

Dieses Prinzip der Zusammenschaltung von Punkten – Organen, Funktionen, Reflexzonen, Körperteilen – bestimmt die gesamte Reflexzonenmassage.

Im ganz besonderem Maße trifft das Prinzip auf die Gesichtsreflexzonenmassage zu, weil die Lage des Gesichts im Verhältnis zum Rest des Körpers durch die Nähe zum Gehirn als privilegiert gilt. Das Gesicht ist außerdem stark von Blutgefäßen und Nerven durchzogen und kann deshalb die ganze Palette der Gefühle ausdrücken, wie es kein anderer Teil unseres Körpers vermag. Der Hals bildet die Verbindung zwischen Körper und Kopf. In dieser »Brücke« – dem zwangsläufigen Durchgang für den Blutkreislauf und die Nervenimpulse – ist alles konzentriert. Es gibt sogar Meridiane, die in diesem Bereich zusammenlaufen oder beginnen, vor allem die Meridiane des Yang.

Man braucht sich also nicht zu wundern, dass man dort eine so hohe Dichte an Reflexzonen und -punkten findet, die besonders empfindlich auf Signale der Organe und der verschiedenen Körperteile reagieren. Ihre Reaktion auf die Stimulierung wird ebenso schnell zum betroffenen Körperteil geleitet – deshalb ist die Gesichtsreflexzonenmassage so wirksam.

Prinzip der umgekehrten Wirkung

Je nach Art der Krankheit braucht jeder Akupunkturpunkt eine genau festgelegte Dauer, Häufigkeit und Intensität der Stimulierung. Wenn man das nicht berücksichtigt, und die Stimulierung nicht ausreichend ist, stellt sich die gewünschte Wirkung nicht ein. Andererseits darf die Stimulierung auch nicht zu stark oder zu lang anhaltend sein (das heißt mehr als nötig wäre), sonst erzielt man auch kein Ergebnis oder noch schlimmer, man läuft Gefahr das Gegenteil zu erreichen und die Lage zu verschlechtern.

Als Grundregel, um all das zu vermeiden, gilt: Stimulieren Sie nicht schmerzende Punkte (siehe unten) nur leicht und rasch.

Wichtig ist auch: Hören Sie auf, einen Bereich oder einen Punkt zu stimulieren, wenn er nicht mehr empfindlich ist. Da die Sitzungen, zu denen wir Ihnen raten, im Allgemeinen kurz sind, besteht kaum ein Risiko, dass Sie dieses Problem bekommen werden.

Das Prinzip des nicht schmerzenden Punktes

Diese Theorie hat die genaue Bestimmung der Punkte im Gesicht ermöglicht. Auch sie wurde durch eine berühmte Weisheit des I Ging angeregt, nämlich dass »im Yang auch Yin und im Yin auch Yang ist«.

Die Schlussfolgerung für den Bereich der Gesichtsakupunktur lautet: »Dort, wo es einen schmerzenden Punkt gibt, liegt auch ein nicht schmerzender Punkt.« Die klinische Erprobung, die viele Male und durch viele Therapeuten durchgeführt wurde, hat die Richtigkeit dieser Formel mit zwingenden Resultaten ergeben. So wurde der Punkt 1 (auf dem Nasenrücken) festgelegt, der erste einer langen Reihe von mehr als 500 Punkten. (Die Nummerierung der Punkte entspricht der Ordnung, in der man sie bewiesen hat, irgendeine andere Bedeutung besitzt sie nicht.) Das Prinzip des nicht schmerzenden Punktes wurde auch auf die Bestimmung anderer Punkte und Bereiche, die im Gesicht dem Körper entsprechen, angewendet.

Für Professor Bui Quoc Chau waren die Prinzipien »wie der Zauberstab oder der Schlüssel, der alle Türen aufmacht und mir geholfen hat, die verborgene Tür zu den Geheimnissen des menschlichen Körpers zu finden und zu öffnen«.

Es gibt noch eine Reihe anderer Prinzipien, wie etwa das des Dreiecks oder das mit dem poetischen Namen »das Wasser rinnt zum Fluss«.

Die Facytherapie ist also nicht nur ein Produkt der Medizin, sondern eher eine Synthese verschiedener Disziplinen. Professor Bui Quoc Chau sagt, sie sei ein »geistiges Kind der vietnamesischen Zivilisation, mit ihren Charakteristika der Synthese, des Eklektizismus und des richtigen Umfeldes«.

Das Gesicht, Spiegel des Körpers

Geht man davon aus, dass der Mensch der Mikrokosmos des Universums ist, dann ist jeder Teil von ihm der Mikrokosmos des Menschen. Unser Gesicht bildet nicht nur einen Teil von uns, sondern es symbolisiert und repräsentiert uns auch als Ganzes. Alles, was wir sind, wird durch unser Gesicht repräsentiert und ganz besonders unser körperlicher, seelischer und sogar gesundheitlicher Zustand. Daraus ergibt sich die »Spiegel«-Wirkung, die jeder Reflexzonenmassage zugrunde liegt, in der die feine Verbindung zwischen dem Organ und seinem entsprechenden Bereich, hier einem Punkt im Gesicht, hergestellt wird.

Das Prinzip des Dien Cham liegt in der Stimulierung der leicht feststellbaren Reflexzonen. Durch diesen Vorgang wird die Energie angeregt und beginnt zu zirkulieren. Das ermöglicht den Organen natürlich und ohne Risiko ihre Vitalität und ihre richtige Funktion wiederzufinden.

Diese gleichzeitig heilende und vorbeugende Methode erhält die Gesundheit, weil sie die lebenswichtigen Funktionen des Körpers anregt. Sie stärkt die Abwehrkräfte, damit der Körper sich selbst heilen kann. Hervorzuheben ist die positive Nebenwirkung der regelmäßigen Anwendung von Dien Cham: Das Gesicht wird entspannt, seine Durchblutung verbessert – und so werden Falten geglättet und das Gesicht verjüngt. Ein echtes natürliches Lifting!

Wie Sie Dien Cham nutzen können

Dien Cham kann Ihnen große Dienste leisten, sei es bei Ihnen selbst oder bei Ihren Angehörigen. Sie können damit sogar einem auf der Straße oder am Arbeitsplatz verunglückten Menschen helfen, bis der Notarzt kommt.

Auch Therapeuten der unterschiedlichsten Richtungen kann Dien Cham sehr nützlich sein, da es ihnen die Möglichkeit bietet, den Patienten rasche Hilfe zu leisten. Nur ein Beispiel: Ein Patient, der wegen eines Hexenschusses nicht gerade stehen kann, verlässt in den meisten Fällen wenig später aufrecht gehend die Praxis – und das dank einiger »Striche« mit dem Kugelschreiber oder einem speziellen Roller.

Betonen möchten wir Folgendes: Bei schweren Krankheiten oder bei Schmerzen, die nach der Stimulierung anhalten, kann Dien Cham eine schulmedizinische Behandlung nicht ersetzen! Es kann aber die Wirkung solch einer Behandlung verstärken und dazu beitragen, dass Sie rasch wieder auf die Beine kommen. Es unterstützt Ihre Abwehrkräfte und die Funktion Ihrer Ausscheidungsorgane, sodass die Nebenwirkungen der Schadstoffe, die Sie möglicherweise mit Medikamenten aufnehmen, abgemildert werden.

Anwendungsbereiche

Dien Cham kann mit jeder anderen Behandlung zusammen angewendet werden. Der große Vorteil dieser einfachen Methode ist, dass sie viele der kleinen Unpässlichkeiten, die Ihnen das Leben vergällen, verhindern und lindern kann. Fast jede Art von Schmerz, frisch aufgetretener ebenso wie chronischer, kann in wenigen Augenblicken durch einige Striche mit dem Stift gelindert werden! Das erscheint unglaublich, aber es funktioniert wirklich. Eine Migräne verschwindet wie durch Zauberhand, genauso Rückenschmerzen, ein Asthmaanfall oder der Beginn eines Schnupfens, der in seinen Anfängen gestoppt wird. Und wenn man keine bestimmten Beschwerden hat, ermöglicht die Methode es, ein gesundes Energieniveau zu erreichen und problemlos zu entspannen.

Leiden Sie unter Schlaflosigkeit? Nach einigen »Strichen« mit dem Kugelschreiber in einem bestimmten Bereich werden Sie wieder wie ein Baby schlafen.

Immer und überall anwendbar

Man braucht nur etwa 30 Grundpunkte im Gesicht zu kennen, um Dien Cham in vielen Bereichen erfolgreich einzusetzen. Das Gesicht ist immer leicht zugänglich, alle Punkte lassen sich – ganz gleich unter welchen Bedingungen – problemlos stimulieren. Daher können Sie die Methode immer und überall anwenden, wenn ein Schmerz oder ein Symptom auftaucht, und die Wirkung der Stimulierung macht sich sofort bemerkbar.

Dien Cham kann wirklich jeder anwenden. Ich erinnere mich an eine eigene Erfahrung: Ich lief zu schnell auf einer regennassen Straße, rutschte aus und knickte um. Mein Knöchel schmerzte höllisch. Ich stimulierte mit meinem Daumen den entsprechenden Bereich in meinem Gesicht und siehe da, nicht nur die Schmerzen verschwanden im Nu, sondern ich konnte auch ohne Probleme weiterlaufen.

Auch bei ernsten Krankheiten!

Mit Dien Cham gehen Sie keinerlei Risiken ein. Zur Stimulierung der Punkte im Gesicht, setzt man stets nur einen Stift oder einen Finger ein, nie werden Nadeln verwendet.

Trotz der Einfachheit der Mittel und des harmlosen Charakters dieser Methode beschränkt sich ihre Anwendung keineswegs nur auf harmlose Beschwerden. Es ist durchaus möglich und sogar ratsam, sie auch bei schweren Krankheiten anzuwenden, selbstverständlich nur als Ergänzung zur Schulmedizin.

Auch wenn es manchmal notwendig ist, dass zunächst ein Therapeut die Behandlung übernimmt, sollte der Betroffene unbedingt lernen, sich selbst zu behandeln. Nur diese Unabhängigkeit von einem Therapeuten erlaubt es, Dien Cham so oft wie nötig anzuwenden. In manchen Fällen muss dies mehrmals täglich geschehen. Die Stimulierung der Punkte entspannt das Nervensystem, bringt die Energie wieder in Fluss und regt alle Körperfunktionen an und stärkt so die Selbstheilungskräfte des Körpers. Allerdings führt bei ernsthaften Erkrankungen nur die regelmäßige Anwendung zu diesen Ergebnissen.

Diagnose und Dien Cham

Im Allgemeinen wird bei einem Besuch beim Arzt oder Therapeuten zunächst eine Diagnose gestellt, bevor eine Behandlung erfolgt. Das Gleiche gilt für die Gesichtsreflexzonenmassage: Durch die Suche nach empfindlichen oder »stummen« (anomal unempfindlichen Punkten) kann ein kompetenter, erfahrener Therapeut eine Diagnose stellen. Dabei muss man sich jedoch vor Augen halten, dass jeder Punkt im Gesicht zu mehreren Organen gehört und die Diagnose deshalb sehr schwierig ist. Wenn man sich nur auf die empfindlichen Punkte bezieht, besteht die Gefahr des Irrtums.

Im Zweifelsfalls ist die medizinische Diagnose immer Sache des Arztes oder Therapeuten. Wie in jedem anderen Bereich der alternativen Heilkunde und der Schulmedizin, müssen Laien mit einer Selbstdiagnose sehr vorsichtig umgehen. Bei der Anwendung von Dien Cham im Alltag ist eine Diagnose meist gar nicht erforderlich. In den meisten Fällen genügt es, alle empfindlichen Punkte zu stimulieren, die man finden kann, um ein gutes Ergebnis zu erzielen.

Wie Krankheiten entstehen

Man kann ohne Gefahr eines Irrtums behaupten, dass zwischen der Ursache der meisten Krankheiten und der Erschöpfung des Nervensystems ein direkter Zusammenhang besteht. Als erster Schritt zur Heilung (oder Vorbeugung) muss deshalb eine Entspannung und ein reibungsloser Energiefluss erreicht werden. Dieses Vorgehen gehört zu den Grundlagen der Traditionellen Chinesischen Medizin (TCM) und auch des Dien Cham.

Energie und Abwehrkräfte

Schlafmangel, Überlastung, Dauerstress, zu wenig Bewegung, Traurigkeit, Depression, psychische Schockzustände, seelische oder emotionale Einsamkeit, all diese so vertrauten Elemente bereiten der Krankheit den Weg, weil sie unsere Abwehrkräfte schwächen. Wenn diese Abwehr unaufmerksam wird, lässt die Energie nach und der Körper kann nicht mehr seinen wunderbaren Schutzwall gegen die allgegenwärtigen Viren und Bakterien aufbauen. Die Krankheit nistet sich fast ungehindert ein – meist am schwächsten Punkt des Körpers. Und sie kann auch siegen, weil die Energie stagniert. In jedem Fall muss man verstehen, wie wichtig es ist, ein gutes Energieniveau im Körper zu bewahren, denn darin liegt die beste Vorbeugung.

Wenn der Körper geschwächt ist, verläuft die Sache fast immer gleich: Zunächst fängt man sich einen Schnupfen oder einen Muskelkater ein. Im Allgemeinen schreibt man diese Beschwerden der Kälte beziehungsweise einer Überanstrengung zu. In Wirklichkeit beweisen sie, dass die Energie des Körpers blockiert ist.

Von dieser Feststellung ausgehend, ist Dien Cham einfach anzuwenden, bevor die Situation sich verschlimmert: Stimulieren Sie einfach die Punkte der Entspannung, der Kräftigung und die Punkte, die den gestörten Organen oder Funktionen entsprechen. Wo diese Punkte liegen, erfahren Sie in diesem Buch.

Wenn das Nervensystem erst einmal entspannt ist, fließt die Energie sofort wieder besser, die Organe sind gestärkt und der Körper ist in der Lage, sich selbst zu helfen. Das führt automatisch zum Verschwinden der Unpässlichkeit und des Schmerzes.

Für die Traditionelle Chinesische Medizin ist diese Vorgehensweise selbstverständlich, da sie Beschwerden immer auf eine Blockierung der Energie zurückführt, die gelöst werden muss, damit der Schmerz verschwindet. Deshalb muss das offensichtlich betroffene Organ nicht direkt behandelt werden, denn die Krankheit, selbst wenn sie organisch ist, lässt sich immer auf ein Energieproblem im Bereich des erkrankten Organs zurückführen. Die wichtigste Schlussfolgerung dabei ist: Man muss das Ganze behandeln. Dazu stellt man in der Traditionellen

Chinesischen Medizin das Energiegleichgewicht mit Hilfe von Akupunktur, Ernährung, Pflanzenmitteln und Atmung wieder her. Mit Dien Cham erzielt man das gleiche Ergebnis, aber wesentlich einfacher und ohne das Geduldsspiel, das die chinesische Medizin für Nichteingeweihte darstellt.

Daher sollte man besser immer die ganze Prozedur durchführen (siehe folgendes Kapitel), denn wenn der Körper entspannt und gekräftigt ist, wird alles einfach.

Es bleibt anzumerken, dass zwar jeder Punkt mehreren Organen oder Funktionen entsprechen kann, doch dass immer nur das betroffene, gestörte Organ oder die Funktion reagiert.

> Es ist einfach, wirksam zu kurieren.
> Dazu muss man nur
> das Nervensystem entspannen,
> die Energie wieder in Schwung bringen,
> die Abwehrkräfte stärken,
> den Rest erledigt die Natur!

Beispiel: Rückenschmerzen

Rückenschmerzen, unter denen heute so viele Menschen leiden, können mit Hilfe von Dien Cham gelindert und sogar dauerhaft beseitigt werden, wenn der Betroffene die Sache selbst in die Hand nimmt und die entsprechenden Punkte stimuliert.

Falls der Schmerz erst vor kurzem aufgetreten ist, kann die Linderung bereits bei der ersten Anwendung erreicht werden. Bei Schmerzen, die schon seit Jahren bestehen, können mehrere, regelmäßig durchgeführte Anwendungen nötig sein. Der oder die Betroffene sollte sich mit der Dien-Cham-Technik gut vertraut machen, um sie selbst anwenden zu können, sobald der Schmerz wiederkommt.

Rückenschmerzen sind ein Zeichen dafür, dass die Energie blockiert ist. Lassen Sie die Energie erneut fließen, verschwindet der Schmerz. So einfach ist das! Außerdem regeneriert sich der Körper umso besser, je mehr Sie stimulieren. Sie können Dien Cham mehrmals täglich anwenden, bis die Beschwerden oder Schmerzen vergangen sind. Nachdem alles wieder in Ordnung ist, sollten Sie einmal täglich vorbeugend eine Behandlung durchführen.

Verhindern Sie, dass der Schmerz sich festsetzen kann.
- Es ist einfacher, einen erst kürzlich aufgetretenen Schmerz zu beseitigen, als einen, der seit Jahren tobt.
- Ein Schmerz, der sich auf Dauer einnistet, kann leicht zu einer echten Krankheit werden.

Der Rhythmus der Anwendungen

Bei einer gesunden Person, die keine Beschwerden hat und sich fit fühlt, reicht es, zwei- bis dreimal die Woche Dien Cham anzuwenden. Ein reibungsloser Energiefluss verhindert Erkrankungen am besten. Man sollte nicht warten, bis der Zustand sich verschlechtert: Vorbeugen ist besser als heilen!

Im Allgemeinen genügt es, das Nervensystem zu entspannen und die Müdigkeit, die normalerweise Folge eines Arbeitstages oder der täglichen Aktivitäten ist, zu vertreiben, um Krankheiten fern zu halten. Weshalb sollten Sie sich nicht jeden Abend eine Reflexzonenmassage gönnen, so wie Sie eine Dusche nehmen? Das wäre eine sehr gute Einrichtung, sowohl für Ihre Gesundheit als auch für Ihre menschlichen Kontakte. Denn wenn Ihr Energiefluss in Ordnung kommt, machen Ihnen die Abende mit der Familie oder mit Freunden wieder viel mehr Freude, weil Sie nicht unter einer lähmenden Müdigkeit leiden.

Die Dauer der Anwendungen

Es gibt keine allgemein gültigen Regeln. Manchmal reichen etwa zehn Striche mit dem Stift (oder Kugelschreiber) aus, mitunter kann die Sitzung aber auch eine halbe Stunde oder länger dauern. Das hängt ganz vom Einzelfall und dem Tempo ab, mit dem eine Besserung eintritt. Sagen wir einfach, dass meistens zwei bis fünf Minuten gut ausreichen, manchmal auch weniger.

Um zum Beispiel eine chronische Bronchitis zu behandeln und ihre Symptome endgültig zu beseitigen, benötigt man zwei oder drei, manchmal vier Anwendungen. Das hängt vom Zustand der betroffenen Person ab. Manchmal sind einige zusätzliche Anwendungen, die den Energiefluss und die »Erwärmung« des Organismus perfektionieren, ratsam. Bei akuten Schmerzen kann man ohne weiteres mit zwei oder drei Anwendungen täglich beginnen.

Nhuan Le Quang sagt dazu: »Es ist unglaublich, aber man kann einen Asthmaanfall oder eine Nebenhöhlenentzündung in einer einzigen Sitzung heilen! Asthma ist häufig eine Veranlagung; ich selbst litt unter Asthmaanfällen. Wenn man sich dieser Veranlagung bewusst ist, des Problems, das man mit der Energie hat (bei guter Energie tritt vielleicht nie ein Asthmaanfall auf), kann man das Asthma wirkungsvoll behandeln. Wenn Sie die ersten Anzeichen für einen Husten oder Schnupfen spüren, kommt das Asthma. Also müssen Sie den Schnupfen umgehend behandeln, sonst riskieren Sie, dass er nicht mehr zu stoppen ist. Stimulieren Sie sofort die entsprechenden Punkte (das dauert zwei oder drei Minuten), haben Sie nie wieder einen Asthmaanfall.«

> Sobald sich ein Symptom zeigt (Schmerz oder Krankheit): Stimulieren Sie die entsprechenden Punkte!
> Wenn Sie sofort behandeln,
> - haben Blockaden keine Zeit zu entstehen.
> - setzen Sie sofort die Selbstheilungskräfte in Gang.

Krankheiten beruhen auf einem schlechten Energiefluss. Wenn man nur das kranke Organ zu heilen versucht, wird man nie eine wirkliche Heilung erreichen. Die echte Heilung kann nur ganzheitlich erfolgen, das heißt in der Gesamtheit unseres Wesens. Lernen wir also, uns um unseren ganzen Körper zu kümmern und nicht nur um seine Schwachstellen: Die guten Ergebnisse werden nicht auf sich warten lassen!

Die wichtigsten Reflexzonen und Reflexpunkte

Es gibt verschiedene Wege, um Dien Cham anzuwenden: Man stimuliert Punkte oder massiert Bereiche. Auf welche es dabei ankommt, lernen Sie im Folgenden anhand von Zeichnungen.

Zu einer umfassenden Dien-Cham-Praxis gehört es, gleichzeitig die verschiedenen Projektionen des Körpers auf das Gesicht in Betracht zu ziehen und so die

Reflexpunkte festzulegen. Schauen Sie sich aber erst einmal die Diagramme mit der Projektion des menschlichen Körpers auf das Gesicht an. Und gehen Sie dann schrittweise vor. Versuchen Sie nicht, sich alles auf einmal einzuprägen und anzuwenden. Sie würden sich nur verwirren. Das zieht zwar keine schlimmen Folgen nach sich, bringt aber nicht die gewünschten guten Ergebnisse.

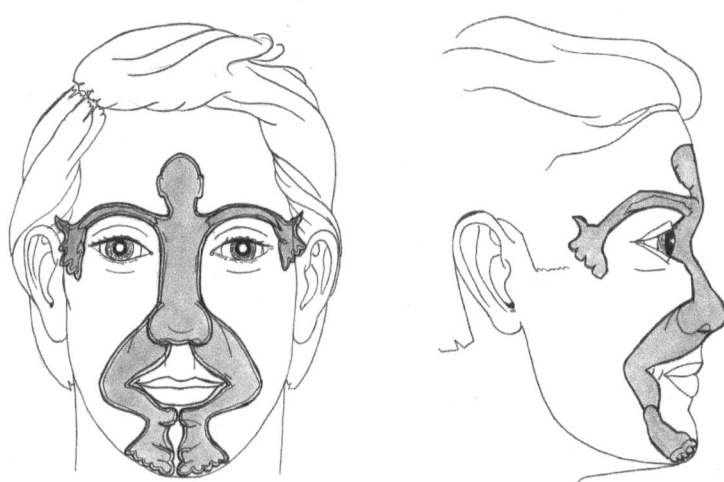

Projektion der Körperteile auf das Gesicht: Beginnen wir mit der Projektion, die man sich am leichtesten merken kann, die Ihnen auch bei Verletzungen, Verstauchungen, Unfällen oder Problemen an irgendwelchen Körperteilen am nützlichsten ist. Die beiden Abbildungen zeigen das äußere Schema des Körpers (die Körperteile in Entsprechung zu den Gesichtsteilen).

Die Zeichnungen »Projektion der Körperteile auf das Gesicht« zeigen:
- Die Entsprechung des Kopfes liegt im Zentrum der Stirn.
- Die Nasenwurzel entspricht den Halswirbeln.
- Die Schultern und Arme folgen der Linie der Augenbrauen und gehen in die Hände über, die auf den Schläfen vertreten sind.
- Das Rückgrat geht vom unteren Teil der Stirn aus und folgt dem Nasenrücken.
- Das Gesäß und das Becken sind durch die Nasenlöcher repräsentiert.

- Die Oberschenkel folgen der rechten und linken Falte, die von der Nase zum Mund führt.
- Die Knie befinden sich im Mundwinkel.
- Die Unterschenkel liegen entlang der Linie, die Mundwinkel und Kinn verbindet.
- Die Füße treffen sich auf Höhe des Kinns.
- Die großen Zehen sind nahe der Kinnmitte vertreten.
- Die anderen Zehen reihen sich am Rand des Kiefers auf.

Mit diesen Angaben können Sie den Bereich finden, den Sie massieren müssen. Suchen Sie in der entsprechenden Zone nach den empfindlichsten Punkte: Dort müssen Sie, nachdem Sie die ganze Reflexzone behandelt haben, verweilen, bis das Schmerzgefühl vorüber ist. Diese Regel gilt auch für alle Projektionsbereiche, die auf den folgenden Zeichnungen dargestellt sind.

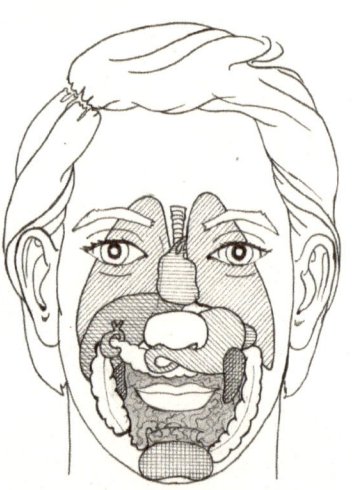

Projektion der inneren Organe auf das Gesicht: Diese Abbildung wird Ihnen ebenfalls von großem Nutzen sein als Ergänzung zur Stimulierung der Reflexpunkte. Sie zeigt alle Reflexzonen, die zwischen den Augenbrauen und dem unteren Rand des Kinns angesiedelt sind.

Die Zeichnung »Projektion der inneren Organe auf das Gesicht« zeigt:
- Von der Nasenwurzel bis zum unteren Ende der Nase: Herz, Lungenarterie.
- Von den Brauen bis zu den Wangenknochen: Lungen.
- Am unteren Rand des rechten Wangenknochens: Leber.

- Innerhalb dieses Bereichs zum unteren Rand hin: Gallenblase.
- Am unteren Rand des linken Wangenknochens: Magen.
- Links vom Nasenloch, unterhalb der Magenzone: Milz.
- Genau unter der Nase: Magen, Bauchspeicheldrüse, Dickdarm, Eierstöcke.
- Die Zone für den Darm geht vom rechten Rand des Kinns aus, steigt an bis zur Oberlippe, durchquert den Bereich zwischen Nase und Lippe und kehrt wieder zur Spitze des Kinns zurück.
- Rund um die Lippen: Dünndarm.
- Vom oberen Teil des Kinns bis zu seinem Rand: Gebärmutter, Eierstöcke, Harnblase, Mastdarm.
- Zu beiden Seiten des Mundes: Nieren, Nebennieren.

Projektion der Gliedmaßen und des Gesichts: Die Stirn ist die Reflexzone für die Großhirnrinde. Sie enthält eine Reihe von Reflexzonen, die seitlich und oben am Schädel liegen. Diese Festlegung lässt sich mit den verschiedenen Teilen des Homunkulus in Einklang bringen, den der kanadische Neurochirurg Wilder Graves Penfield in den zwanziger Jahren des 20. Jahrhunderts in die Karte der menschlichen Großhirnrinde und ihrer diversen Funktionen gezeichnet hat. Beachten Sie die Symmetrie des Gesichtes und des Körpers: Die rechte Seite des Körpers spiegelt sich in der rechten Gesichtshälfte wider und die linke Körperseite in der linken Hälfte.

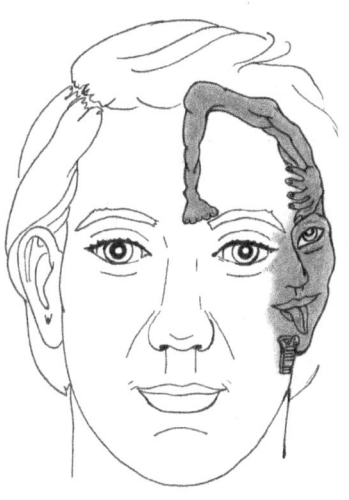

Die Zeichnung »Projektion der Gliedmaßen und des Gesichts« zeigt:
- Gesäß und Becken sind, rechte und linke Seite nebeneinander, entlang des Haaransatzes in der Mitte der Stirn dargestellt.
- Knie: senkrecht vom Ansatz der Augenbrauen zur Mitte der Stirn.
- Beine, Knöchel, Füße und Zehen: zwischen der Mitte der Stirn und den Punk-

39

ten, die zwischen den Augenbrauen sitzen. Die große Zehe liegt am Beginn der Braue, während die kleine in der Mitte ist, etwa auf Höhe von Punkt 26 (siehe Zeichnung »Die wichtigen Reflexpunkte«, Seite 52f.).

- Unterleib, Brust, Rücken, Schultergelenk liegen auf einer Linie vom Haaransatz bis zum äußeren Rand der Stirn.
- Schulter, Arm, Unterarm, Hand und Finger: immer dem Haaransatz folgen, aber nach unten in Richtung auf die Schläfe (Der Daumen ist auf der Schläfe dargestellt, der kleine Finger auf der Mittellinie der Stirn).
- Kopf und Gesicht: auf dem Ohr und im Bereich vor dem Ohr.
- Hals: Bereich unterhalb des Ohrs, unter den Haaren.
- Auge: an der Verbindungsstelle des oberen Teils vom Ohr mit dem Gesicht, auf der Höhe des äußeren Endes der Augenbraue.
- Nase: an der oberen Verbindungsstelle zwischen Ohrläppchen und Gesicht, auf der Höhe des oberen Teils des Nasenflügels.
- Zunge: ebenda, aber auf Höhe des mittleren Teils des Nasenflügels.
- Luftröhre, Speiseröhre, Kehlkopf, Hals: Bereich unterhalb des Ohrläppchens, an der Verbindung von Ohrläppchen und Kiefer.

Die praktischen Grundlagen

Sie lernen nun, wie Sie einige Grundpunkte anwenden. Andere Reflexpunkte und -zonen sollten Sie nach und nach hinzufügen. Wir empfehlen Ihnen, die in diesem Kapitel beschriebene Grundbehandlung anfangs regelmäßig durchzuführen, auch an Ihren Angehörigen. Erst wenn Ihnen diese Grundbehandlung vertraut ist, und Sie diese ohne Mühe durchführen können, sind Sie in der Lage, sie weiter auszubauen und auf Ihre persönlichen Bedürfnisse abzustimmen.

Gehen Sie also Schritt für Schritt voran! Eignen Sie sich die einzelnen Begriffe immer erst gut an, bevor Sie weitermachen: Das ist der Schlüssel zum Erfolg!

Die Technik der Stimulierung

Es ist wesentlich einfacher, die Technik anzuwenden, als sie zu erklären. Aber keine Sorge, Sie werden es schaffen und Ihr eigenes Gefühl wird Ihnen helfen, die folgenden Informationen richtig umzusetzen.

Womit wird massiert?

Während die Akupunktur Nadeln verwendet, setzt man für die Anwendung von Dien Cham nur ganz einfache Hilfsmittel ein: die Fingerspitzen oder das abgerundete Ende eines Gegenstandes, beispielsweise eines Kugelschreibers. Wir empfehlen Ihnen einen Kugelschreiber zu verwenden, der eine kleine Kugel am oberen Ende hat (siehe nachfolgende Abbildung). Diese Kugel ist ein ausgezeichnetes Instrument für die Gesichtsreflexzonenmassage.

Es gibt natürlich auch andere speziellere Instrumente (in manchen großen

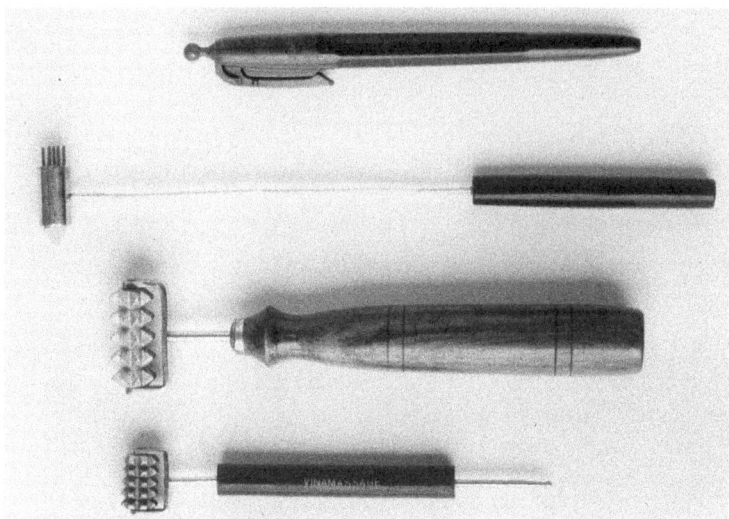

Instrumente für die Anwendung von Dien Cham (von oben nach unten): Kugelschreiber, Hämmerchen aus Gummi (auch Pflaumenblütenhammer genannt), und Roller, groß oder klein.

Sanitätshäusern oder in Internetshops erhältlich), die ein hervorragendes Ergebnis liefern, vor allem wenn Sie als Therapeut arbeiten. Achten Sie darauf, dass die Spitzen dieser Geräte abgerundet sind!

Wahrscheinlich werden Ihre Finger Ihr Lieblingsinstrument bleiben. Sie stehen immer zur Verfügung, sind biegsam und leicht zu lenken! Sie können massieren:

- mit dem Gelenk des abgebogenen Daumens,
- mit Zeigefinger, Mittelfinger oder Ringfinger (oder allen dreien gleichzeitig), sie können reiben, kneifen oder klopfen (vor allem auf knöchernen Bereichen wie der Stirn).

Die Methode

Es gibt mehrere Arten, die Stimulierung durchzuführen. Setzen Sie sich bequem hin (wenn Sie stehen ist ein fester Stand wichtig). Sie müssen die Hand abstützen können, um ein Abgleiten in eine falsche Richtung (vor allem zu den Augen) zu vermeiden, was bei einer nicht abgestützten Hand leicht passieren kann.

Sie haben eine angenehme Haltung? Sie halten Ihr Instrument sicher in der Hand? Dann können Sie – je nach Bedarf – so vorgehen:

Führen Sie eine schleifende Bewegung aus, auf einem Punkt oder über mehrere Punkte hinweg, entweder mit dem abgerundeten Ende eines Kugelschreibers, der Fingerspitze oder der Stahlspitze (dem oberen abgerundeten Ende) des kleinen Rollers (siehe Foto). Um die Bewegung richtig auszuführen,

Ein Rat unter Freunden
Üben Sie zunächst an sich selbst vor dem Spiegel. So wissen Sie, worum es geht und was man während einer Behandlung spürt.

In den meisten Fällen (die beiden Autoren und ihre Familien wissen, wovon sie sprechen) dienen unsere Angehörigen als Versuchskaninchen. Und sie wissen das nicht immer in dem Maß zu schätzen, wie wir es uns wünschen würden.

Wenn nach Ihren ersten Versuchen Ihre Hand ein wenig geübter ist, werden Sie selbst und Ihre Angehörigen sich sicherer fühlen, die Ergebnisse werden besser und der Dank ist Ihnen sicher.

müssen Sie das Instrument oder den Finger auf den zu massierenden Bereich drücken, dann auf der Stelle drehen und die Haut dabei mitziehen, als ob Sie den Punkt zerdrücken wollten. Diese Technik wird vor allem zur Stimulierung spezieller Punkte, die einzeln behandelt werden sollen, angewendet.

Streichen oder reiben Sie mit einem der genannten Instrumente oder der Fingerspitze über einen großen Bereich rund um einen Punkt, eine Gruppe von Punkten oder eine Reflexzone. Halten Sie sich dabei an die Richtung (waagrecht, senkrecht oder schräg), die in der folgenden Abbildung »Die wichtigen Reflexpunkte« (siehe Seite 52f.) durch Pfeile angegeben ist. Drücken Sie kräftig auf, ohne zu übertreiben; im Allgemeinen rötet sich die Haut. Selbst wenn die Behandlung ein wenig wehtut, sollte sie Ihnen nicht unangenehm sein, vor allem am Anfang. Später können Sie selbst besser beurteilen, wie viel Druck Ihnen gut tut. Bei zu schwachem Druck ist die Stimulierung wirkungslos, drücken Sie zu stark, verlieren Sie schnell die Lust, weil es schmerzt. Wählen Sie also den goldenen Mittelweg!

Stimulieren Sie einen Punkt oder einen Bereich mit dem speziellen Roller, der Stahlspitze (dem oberen Ende des kleinen Rollers) oder dem Pflaumenblütenhammer (siehe Abbildung Seite 41). Man führt den gezähnten Roller mit leichtem Druck über die ausgewählten Bereiche: zehn bis zwanzig rasche Striche reichen meist. Mit dem Gummihämmerchen oder Pflaumenblütenhammer kann man sowohl einen Punkt als auch einen Bereich stimulieren: Man klopft regelmäßig und nützt das Federn des biegsamen Stiels (angenehm für Kinder und empfindliche Menschen). Damit lassen sich schlafende, »erstickte« Bereiche ausgezeichnet stimulieren.

Der besondere Tipp: Energiemassage

Das Dien Cham ist auch eine Methode für sehr wirksame therapeutische Massagen. Wir stellen Ihnen hier die einfachste vor und sind überzeugt, dass sie Ihnen gute Dienste leisten wird.

Diese einfache Massage lässt Sie dynamisch wach werden und gibt Ihnen Schwung für den Tag. Sie kann die Müdigkeit einer unruhigen Nacht beseitigen ebenso wie beginnende Falten, denn sie entspannt das Gesicht und verbessert die Zirkulation des Blutes und der Energie im Gesichtsbereich. Binden Sie diese Massage – wie das Zähneputzen –

in Ihre morgendliche Routine ein. Man kann sie auch im Lauf des Tages und sogar während langer Autofahrten immer wieder als Energiespender anwenden. Sie brauchen nur wenige Augenblicke dafür und als einziges Instrument – Ihre Hände!

Morgens haben die meisten Menschen die Angewohnheit, beim Läuten des Weckers sofort aus dem Bett zu springen. Das ist schlecht für die Gesundheit, weil die Energie nachts ruht. Um Ihre Energie wieder zu aktivieren, sollten Sie sich erst einmal strecken und räkeln (so wie es viele Tiere tun), aber sanft. Eine zu starke Muskelkontraktion kann Ursache einer Blockade sein, die zu Schmerzen oder Krämpfen führen kann.

- Bleiben Sie im Bett, und reiben Sie die Hände kräftig gegeneinander, um sie zu wärmen. Legen Sie dann die Hände so auf das Gesicht, dass die Spitzen der Mittelfinger am oberen Rand der Nasenflügel ruhen (siehe Abbildung).

- Schieben Sie Ihre Hände nach oben, sodass die Mittelfinger zur Nasenwurzel gleiten, dann zum Zentrum der Stirn und weiter bis zum Haaransatz und an diesem entlang (siehe Pfeile auf der Abbildung). Heben Sie die anderen Finger und die Handflächen nicht vom Gesicht ab – sie streichen gleichzeitig über die Stirn und Teile des Gesichts.

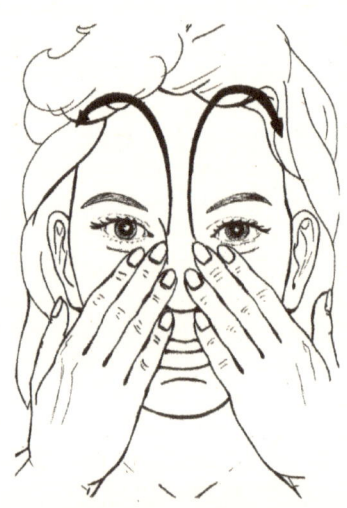

Ausgangsstellung der Hände für die Energiemassage.

- Nun lassen Sie die Hände zu beiden Seiten des Kopfes hinabgleiten, massieren dabei die Ohren, um sie zu wärmen. Zum Schluss treffen sich die Handflächen an der Kinnspitze.

- Bringen Sie Ihre Hände wieder in die Ausgangsstellung, und wiederholen Sie diesen Bewegungsablauf zehnmal.

Wichtig: Der Druck der Hände und Finger auf das Gesicht muss fest, gleichmäßig und fließend sein.

Nachdem Sie die Massage beendet haben, nehmen Sie sich einen Moment Zeit, um die Wärme und den Fluss der Energie in Ihrem Gesicht zu spüren. Jetzt möchten Sie nur noch eines: Voller Energie an der Schwelle eines neuen Tages aus dem Bett springen.
Sie sind nun aufgestanden? Gehen Sie ins Badezimmer, um die Massage zu vervollständigen. Waschen Sie das Gesicht mit ziemlich warmem Wasser, reiben Sie es dann mit kaltem Wasser ab. Dadurch werden das Gesicht und der ganze Körper mobilisiert. (So können Sie auch im Winter die Kälte leichter überstehen, und Sie sind weniger anfällig für Schnupfen!)
Genehmigen Sie sich im Lauf des Tages oder während einer anstrengenden Autofahrt die Zeit für diese Energiemassage. Sie werden die »verlorene Zeit« rasch wieder einholen, weil Sie besser in Form sind. Vielleicht vermeiden Sie sogar einen Unfall ...

Die Wahl der Reflexpunkte

Sie wissen jetzt, wie die Stimulierung durchgeführt wird, aber Sie fragen sich, wie Sie unter all den möglichen Punkten und Zonen, diejenigen finden sollen, die in Ihrem Fall wirken.

Tatsächlich gibt es aufgrund der zahlreichen Entsprechungspunkte (Reflexzonen – Organe – Körperteile – Funktionen) verschiedene Möglichkeiten der Stimulierung. Außerdem kann jeder Punkt im Gesicht mehrere Entsprechungen unter den Organen und Funktionen haben. Doch keine Angst, die Stimulierung betrifft immer nur das Organ oder die Funktion, die gestört sind.

Wie soll man also einen »Massageplan« aufstellen, vor allem als Anfänger?

Es gibt verschiedene Methoden, um die zu massierenden Bereiche festzulegen. Nachfolgend sind sechs Möglichkeiten beschrieben. Laien empfehlen wir, sich auf die unter den Punkten 1, 2, 3 und 6 beschriebenen Methoden zu beschränken (die anderen richten sich an professionelle Therapeuten).

1. Lebendige Reflexpunkte

Diese symptomatischen, schmerzenden Punkte spürt man, wenn man sie mit den Fingern oder irgendeinem Instrument (Kugelschreiber, Roller, Pflaumenblütenhammer usw.) berührt. Diese empfindlichen Stellen werden lebendige Punkte genannt. Hält man eine glühende »Moxazigarre« darüber, können sie die davon ausgehende Wärmeenergie »einatmen«. Sie scheinen nur bei einer organischen Störung spürbar zu werden.

Die häufigsten lebendigen Punkte sind in der Abbildung »Die wichtigsten Reflexpunkte« gezeigt (siehe Seite 52f.), aber es gibt noch weitere. Das bedeutet in der Praxis, dass Sie einen schmerzenden Punkt, den Sie entdecken und der nicht in der Übersicht eingezeichnet ist, getrost stimulieren können. Er steht sicher mit dem einen oder anderen Problem in Verbindung.

2. Organpunkte

Es ist auch möglich, die Punkte direkt nach ihren bekannten Wirkungen auf bestimmte Organe auszuwählen, ohne die mögliche Empfindlichkeit auszutesten. Oft genügen schon ein oder zwei Punkte, um das Problem zu lösen. Hilfreich dafür ist die Auflistung »Punkte schnell finden« (siehe Seite 257ff.).

3. Diagramme mit der Projektion der Organe und Körperteile

Das ist für Anfänger die einfachste Möglichkeit. Man muss nur die Reflexzonen im Gesicht und ihren Zusammenhang mit den verschiedenen Körperteilen und inneren Organen kennen. Dann stimuliert man die für das jeweilige Problem infrage kommende Zone und muss nicht einmal die Reflexpunkte kennen. So kann man auch komplizierte chronische Probleme wirksam behandeln, denn jeder Punkt hat Dutzende von Funktionen und kann auf mehrere Organe wirken, wobei er in erster Linie auf das kranke Organ wirkt. Orientierungshilfen bieten die

Abbildungen »Projektion der Körperteile auf das Gesicht« (siehe Seite 37) und »Projektion der inneren Organe auf das Gesicht« (siehe Seite 38).

Nehmen wir mal eine Blockierung oder Verspannung im Bereich der Halswirbel: Die Reflexzone befindet sich zwischen den Augen und den Augenbrauen. Es genügt, diese ganze Zone zu stimulieren, um die Halswirbel zu lösen. (Wenn man die entsprechenden Punkte weiß, kann man diese – 26, 8, 106, 34, 61 – stimulieren und länger bei den schmerzenden Punkten verweilen.)

Die Halswirbel lösen sich in wenigen Augenblicken, ohne dass eine Behandlung der Wirbelsäule nötig ist. Ein Traum für alle Chiropraktiker oder Krankengymnasten, die so die Beschwerden ihrer Patienten in wenigen Augenblicken ohne Risiko und ohne ermüdende Anstrengung lindern können (Gewinn an Zeit und Energie).

Dank der Kenntnis der Reflexzonen kann man akute, einfache Erkrankungen behandeln, die offensichtliche Symptome haben, zum Beispiel lokale Schmerzen und Blockierungen, darunter auch Kopfschmerzen und Migräne.

4. Akupunktur und chinesische Energetik

Diese Form der Reflexpunktsuche muss Akupunkteuren und Therapeuten der chinesischen Energetik vorbehalten bleiben. Man muss dabei beachten, dass alle Yang-Meridiane das Gesicht durchziehen (das ist der Körperteil, der am besten eisige Kälte verträgt). Eine besondere Rolle spielen die Leitbahnen, die sich die ganze Wirbelsäule entlangziehen, wieder zur Stirn hinabsteigen, den Nasenrücken entlang, um auf der Oberlippe, etwa in Höhe des Zahnfleisches, zu enden. Wenn man in Betracht zieht, dass manche der Reflexpunkte des Dien Cham auch Akupunkturpunkte sind, ermöglicht die Kenntnis der chinesischen Energetik, die Probleme im Zusammenhang mit dem chinesischen Puls, den Meridianen und den betroffenen Punkten zu sehen.

Die Anwendung von Nadeln im Gesicht ist sicher sehr wirksam, kann aber gefährlich oder sogar tödlich sein, wenn ungeübte Menschen damit arbeiten. Dagegen ist die Stimulierung der Punkte mit einem Instrument wie dem Finger, dem abgerundeten Ende eines Kugelschreibers, dem Roller oder etwas Ähnlichem ungefährlich.

5. Schulmedizin

Bei ihrer Diagnose können Ärzte die Reflexpunkte wählen, die nach ihren Eigenschaften für den Fall infrage kommen. Das Ergebnis hängt von den Kenntnissen der Ärzte zu den Reflexpunkten und ihrer Erfahrung in diesem Bereich ab.

6. Punkte-Schemata und Erfahrung

Es genügt, dass man sich auf Schemata bezieht, die durch Erfahrung mit entsprechenden Fällen festgelegt wurden. Sie helfen in den meisten Fällen. Doch nicht in allen, denn die Fälle sind vielfältig, und man tut gut daran, die Punkte jeweils anzupassen. Als Einstieg und für Laien sind die Schemata sehr nützlich, wenn man noch wenig Erfahrung und geringe Kenntnisse der Reflexpunkte hat. Die zahlreichen Schemata in diesem Buch werden Ihnen ausgezeichnete Dienste leisten!

Schmerzende Punkte und stumme Punkte

Bei der Akupunktur kennt man zwei Arten von Punkten: sehr empfindliche und stumme, das heißt unempfindliche Punkte. Diese beiden Kategorien sind bei der Diagnose so wichtig wie bei der Therapie. Wenn die Spezialisten der Facytherapie vor allem die schmerzfreien Punkte suchen, weil sie glauben, dass diese unter den Entsprechungspunkten am aktivsten sind, muss das nicht die einzige Wahrheit sein. In der Praxis genügt es Ihnen, wenn Sie die empfohlenen Punkte suchen, je nach Fall, und sie in Ihrer Gesamtheit stimulieren, um gute Ergebnisse zu erzielen.

Vorbeugung und Dien Cham

Die Kenntnis des Dien Cham hilft Ihnen, Gesundheitsstörungen erfolgreich vorzubeugen, weil Ihre Aufmerksamkeit auf Anzeichen im Gesicht gelenkt wird, die auf mögliche Störungen hinweisen. Sie sollten daher jede Veränderung beachten und sie sobald wie möglich behandeln. Die Anzeichen verschwinden im Allgemeinen, wenn sich der gestörte Körperteil oder die beeinträchtigte Funktion wieder normalisiert haben.

Es gibt drei Möglichkeiten, diese Anzeichen zu erkennen, wobei die dritte Fachleuten vorbehalten bleibt.

Äußerlich sichtbare Zeichen: Pickel, Warzen, Falten, veränderte Hautfarbe (ohne erkennbare Ursache), auffällig fette oder trockene Haut, erweiterte Poren, Veränderung der Struktur und Elastizität der Haut an einer bestimmten Stelle, Schwellungen oder Dellen, Veränderung der Form eines Knochens oder Muskels, offensichtliche Stauungen, geplatzte Äderchen, Vitiligo (weiße, pigmentfreie, meist langsam größer werdende Hautstellen), anomale Behaarung, übermäßiges Schwitzen.

Zeichen, die der Patient spürt: Empfindlichkeit, Schmerzen, Stechen, Trockenheit (Haut, die spannt), örtliche Taubheit oder Unempfindlichkeit, brennender Schmerz, Krämpfe, die auf oder unter der Haut zu spüren sind.

Mit Hilfe eines Instruments feststellbare Zeichen: Lokale Temperatur, elektrischer Widerstand der Haut, elektromagnetische Messung der Reflexzonen oder -punkte, Kirlian-Fotografie zum Beispiel sind Methoden, um irgendeine Anomalie zu beweisen. Dabei kann es sich sowohl um einen Mangel als auch einen Überschuss im Verhältnis zur umgebenden Haut handeln.

All diese Anzeichen können eine krankhafte Veränderung enthüllen, die gerade im Gang ist. Es kann sich um die Vorboten eines Problems handeln (sodass eine vorbeugende Behandlung angesagt ist) oder Zeichen einer Krankheit, die sich gerade entwickelt, oder für die Schwächung eines Organs. Was auch immer es ist, es lohnt sich, darauf zu achten – und zu handeln.

Oft bilden diese Zeichen eine Entsprechung zu der fraglichen Krankheit und können Hinweise zur Schwere und zur Lokalisierung geben.

Ein sehr wichtige Angelegenheit ist die Feststellung eines weichen Punktes, das heißt eines Punktes, dem es im Verhältnis zu seiner Umgebung an Festigkeit mangelt. Wenn man einen solchen Punkt stimuliert, hat man das Gefühl, buchstäblich in die Haut zu sinken, ohne den üblichen Widerstand zu spüren. Selbst wenn dieser Punkt nicht schmerzt, muss man ihn stimulieren, denn der Mangel an Widerstand der Haut hängt mit einem ernsten gesundheitlichen Problem zusammen. Ist dieses behandelt, verschwindet der weiche Punkt. Bei chronischen Beschwerden spielen solche weichen Punkte keine Rolle, in akuten Fällen sind es aber sehr nützliche Warnzeichen.

Tipps zur Massagerichtung

Die Frage »In welche Richtung soll man massieren?« wird oft gestellt. Die Antwort: Die Richtung der Massage richtet sich nach dem gewünschten Ergebnis:

- Zum Entspannen: Massieren Sie vom Kopf zu den Füßen (von oben nach unten), also übertragen auf das Gesicht: von der Stirn zum Kinn.
- Zum Kräftigen: Massieren Sie von den Füßen zum Kopf (von unten nach oben), also übertragen auf das Gesicht: vom Kinn zur Stirn.

Bei Ihren ersten Versuchen sollten Sie sich nicht allzu sehr mit solchen Details abgeben. Selbst wenn Sie nicht so präzise auf die Massagerichtung achten, erzielen Sie gute Ergebnisse. Sobald Sie etwas mehr Dien-Cham-Praxis haben, können Sie die beiden einfachen »Richtungsregeln« genauer beachten, um die Wirkung der Anwendungen noch verbessern.

Bleibt noch die Frage der Symmetrie. Von daher gibt es gar kein Problem, denn der menschliche Körper ist symmetrisch angelegt. Die Organe, die auf der rechten Körperseite liegen, haben ihre Entsprechung auf der rechten Seite des Gesichts, das Gleiche gilt für die linke Seite.

Selbst bei Linkshändern scheint nichts vertauscht zu sein. Sie können das leicht testen. Prüfen Sie, auf welcher Seite Sie den empfindlichen Punkt finden, der zur Entsprechung gehört. Wenn Sie also Schmerzen am rechten Knöchel haben, und der empfindliche Punkt befindet sich auf der linken Seite, stimulieren Sie vorzugsweise diesen. Doch bis heute sieht es so aus, als ob die Zonen des Gesichts nicht die häufige Umkehrung zeigen würden, die man bei anderen Reflexzonenmassagen feststellt (allerdings auch ohne System). Ausnahme sind einige Zonen auf der Stirn.

Die Dien-Cham-Grundbehandlung

Und nun stehen Sie an der Schwelle zu Ihrer ersten Dien-Cham-Behandlung. Es handelt sich hierbei nicht nur um einen Probelauf (der Ihnen sicher schon gut tut), sondern um das Einüben einer grundsätzlichen Vorgehensweise, die Sie bei allen zukünftigen Massagen beibehalten sollten. Sie schließen später daran eventuell Punkte an, die Ihr spezielles Problem betreffen.

Diese Grundbehandlung passt für jede Situation und dauert, wenn man sie verinnerlicht hat, nur wenige Augenblicke (etwa eineinhalb Minuten!).

Die beiden nachfolgenden Zeichnungen werden Sie anfangs immer wieder als Hilfsmittel benötigen, sei es um die Grundbehandlung auszuführen oder für bestimmte Fälle die entsprechenden Punkte zu finden.

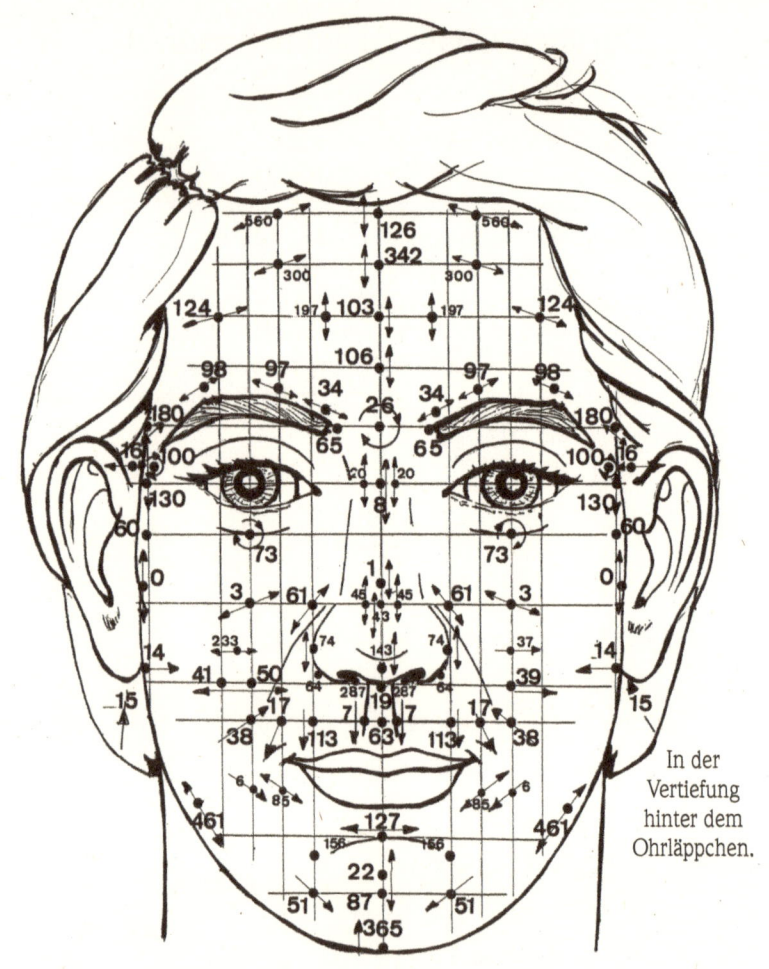

Die wichtigsten Reflexpunkte

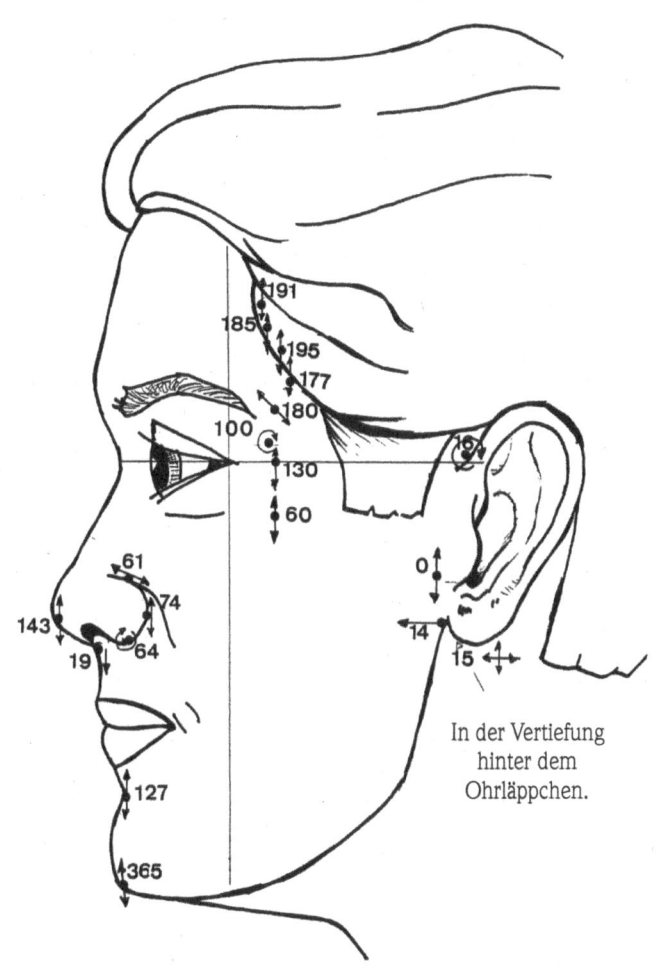

In der Vertiefung
hinter dem
Ohrläppchen.

Die wichtigsten Reflexpunkte im Profil

So gehen Sie bei der Grundbehandlung vor

Noch einmal zur Erinnerung: Fast allen Erkrankungen liegen Störungen im Nervensystem zugrunde, ganz gleich, wie schwer sie sind, deshalb beginnt man immer mit der Entspannung. Ein gestörtes Nervensystem schafft einen Zustand ständiger Ermüdung, eine anstrengende Spannung und einen Energieverlust, der die Abwehrkräfte schwächt. In diesem Zustand findet der erste Virus, der Ihnen begegnet, einen idealen Nährboden und wird sich häuslich niederlassen. So entstehen die meisten Krankheiten.

Mit der regelmäßig ausgeführten Dien-Cham-Grundbehandlung können Sie vieles verhindern oder lindern.

Entspannen

Punkte: 124 – 34 – 26 – 0 (all diese Punkte liegen auf der Stirn, mit Ausnahme von Punkt 0, der vor dem Ohr liegt).

- Beginnen Sie mit Punkt 124 (der über den Augenbrauen auf halber Höhe der Stirn liegt): Reiben Sie diesen Punkt waagrecht über mehrere Zentimeter, mit großen Bewegungen, und achten Sie dabei darauf, dass der Druck ausreicht. Führen Sie so etwa zwanzig reibende Bewegungen durch.
- Machen Sie mit Punkt 34 weiter (an der Wurzel der Augenbrauen): Streichen Sie großzügig etwa zwanzigmal über diesen Punkt entlang der Augenbrauen hin und her. Üben Sie genügend Druck aus! (Dieser Punkt ist ausgezeichnet für alle, die unter Schlaflosigkeit leiden.)
- Stimulieren Sie dann Punkt 26 (halbwegs zwischen den Brauen gelegen): Sie können hier mit kleinen, auf der Stelle drehenden Bewegungen zupfen oder senkrecht mit dem Kugelschreiber über den ganzen Bereich streichen.
- Beenden Sie diesen ersten Teil mit Punkt 0 (vor den Ohren): Dieser Punkt beendet immer jede Punktfolge, weil mit seiner regulierenden Wirkung eventuelle Fehler behoben werden können, zum Beispiel, wenn Sie versehentlich einen Punkt stimulieren, der zur Erhöhung des Blutdrucks führt, obwohl Sie selbst unter Bluthochdruck leiden. Am einfachsten ist es, senkrecht etwa zwanzigmal kraftvoll über den ganzen Bereich vor dem Ohr zu streichen.

Merkhilfe
Diese Punkte sind in der Form
einer Schale angeordnet.

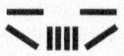

Kräftigen

Punkte: 127 – 19 – 103 – 126 – 0 (mittlere senkrechte Achse).

Mit diesen Punkten kann man die blockierte oder ungenügende Energie freisetzen, die zur Wiederherstellung der Abwehrkräfte nötig ist. Ein müder, erschöpf-
ter Organismus kann sich nicht verteidigen. Auch ist es wichtig, die blockierte
Energie zu befreien und die Ur- oder Lebensenergie zu stimulieren, da nur diese
beiden Funktions- und Organstörungen beheben können.

- Beginnen Sie mit Punkt 127 (in der Mitte des Kinns): Führen Sie etwa zwanzig
  kleine streichende Bewegungen aus, (am besten von oben nach unten).
- Machen Sie mit Punkt 19 weiter (in der Mitte, genau unter der Nase): Dieser
  Punkt bringt die Lebensenergie wieder in Schwung. Zögern Sie nicht, ihn bei
  Müdigkeit zu behandeln. Klopfen Sie senkrecht von oben nach unten.
- Dann ist Punkt 103 an der Reihe (in der Mitte der Stirn): Stimulieren Sie ihn
  ebenfalls mit kleinen streichenden Bewegungen, die von oben nach unten aus-
  geführt werden.
- Weiter geht es mit Punkt 126 (in der Mitte des Haaransatzes): Auch dieser
  Punkt muss mit etwa zwanzig kleinen, von oben nach unten streichenden Be-
  wegungen stimuliert werden.
- Schließen Sie wie immer mit Punkt 0 (es wird Ihnen schnell zur Gewohnheit
  werden): Streichen Sie etwa zwanzigmal energisch über diesen Bereich vor
  dem Ohr.

Merkhilfe
Diese Punkte liegen alle auf der senkrechten Achse,
von unten nach oben angeordnet.

Lindern

Die Grundbehandlung umfasst die beiden vorhergehenden Teile »Entspannen« und »Kräftigen«. Wenn Sie keinerlei Beschwerden haben und lediglich Ihr Wohlbefinden und Ihre Energie verbessern wollen, können Sie sich darauf beschränken. Doch häufig gibt es ein Symptom, um das Sie sich kümmern sollten. Und diese Behandlung schließen Sie stets der Grundbehandlung an.

Zunächst müssen Sie entscheiden, welche Punkte für Ihr Problem zutreffen. Stimulieren Sie diejenigen, die Ihnen richtig erscheinen (das Beschwerderegister am Ende des Buches führt Sie zu den entsprechenden Punkten).

Nehmen Sie sich für jeden Punkt fünf bis zehn Sekunden Zeit. Denken Sie daran: Wenn Sie einen nicht schmerzenden Punkt zu lange stimulieren, kann die umgekehrte Wirkung eintreten. Gehen Sie rasch über die nicht empfindlichen Bereiche hinweg, und konzentrieren Sie sich auf die anderen. So können Sie Ihren persönlichen Behandlungsplan festlegen.

> **Bitte unbedingt merken!**
> Beenden Sie Ihre Behandlung immer mit Punkt 0, um alles ins Gleichgewicht zu bringen.

Die Grundpunkte

Lernen Sie zunächst sorgfältig die Lage der Grundpunkte und wie man sie massiert. Schon allein damit können Sie ausgezeichnete Ergebnisse erzielen. Es ist wirklich wichtig, dass Sie diese Punkte auswendig lernen, damit Sie sich zu jeder Zeit und an jedem Ort helfen können, wenn Bedarf besteht.

Die Punkte der Nähe

Sie wissen es schon, jeder Punkt hat mehrere Entsprechungen. Merken Sie sich deshalb die folgende Regel: Jeder Punkt wirkt in erster Linie auf nahe gelegene Organe, dann wirkt er auf das kranke Organ.

Das bedeutet in der Praxis, dass die Punkte, die um die Augen angeordnet sind, zunächst auf das Sehvermögen wirken und erst dann auf ihre anderen Entsprechungen. So beginnt der unter dem Auge liegende Punkt 73 zuerst damit, mögliche Augenbeschwerden zu lindern, bevor er auf die Organe wirkt, die ihm entsprechen, also Brüste, Brustkorb usw. Außerdem richtet sich seine Wirkung gezielt auf den kranken Bereich und beeinträchtigt die anderen Teile nicht. Bleiben Sie also gelassen, und vertrauen Sie auf die Weisheit Ihres Körpers und seinen Monitor: Ihr Gesicht!

Merkhilfe
Bevor Sie fortfahren, lesen Sie diese praktischen Tipps, in denen die Vorgehensweise zusammengefasst ist:
- Verschaffen Sie sich als Erstes einen Überblick, um die empfindlichen Punkte festzulegen.
- Stimulieren Sie nie einen unempfindlichen Punkt zu lange.
- Bleiben Sie fünf bis zehn Sekunden auf jedem Punkt, je empfindlicher desto länger.
- Stützen Sie Ihre Diagnose nicht ausschließlich auf die Empfindlichkeit der Punkte. Das ist nicht so einfach, und man kann sich leicht täuschen. Eine besondere Empfindlichkeit von Punkt 37 (Entsprechung der Milz) muss nicht unbedingt auf ein Problem mit dem Blutbild oder dem Immunsystem hinweisen, es kann auch einfach bedeuten, dass Sie am Ende des Tages unter schweren Beinen leiden!

Das Grundpunkte-Programm für Vitalität und Wohlbefinden

Kommen wir zu den Grundpunkten. Wir führen hier nur die wichtigsten Anwendungen auf, sie genügen im Augenblick. Wenn Ihnen diese vertraut geworden sind, ist es Zeit, dass Sie sich dem nächsten Kapitel zuwenden, in dem Sie mehr über die nützlichen Anwendungen und verschiedenen Entsprechungen erfahren.

Vorzugsweise werden die Punkte in der unten angegebenen Reihenfolge stimuliert. Diese Reihenfolge ist logisch und berücksichtigt die oben angesprochene Nähe.

Die Abbildung »Die wichtigsten Reflexpunkte« (siehe Seite 52f.) hilft Ihnen, sich schnell zu orientieren. Beginnen Sie mit den Punkten 50 und 41 – zur Drainage der Leber. Verweilen Sie dort einige Sekunden, genauer gesagt, so lange, wie Sie für etwa zehn Reibungen benötigen. Dann gehen Sie zu den nächsten Punkten weiter. Die gesamte Behandlung nimmt nicht mehr als drei bis fünf Minuten in Anspruch.

Gehen Sie in dieser Reihenfolge vor!

Es werden die Entsprechungen (Punkt zu Organ beziehungsweise Körperteil) genannt und außerdem die Beschwerden, die über den jeweiligen Punkt behandelt werden können, sowie bestimmte Wirkungen der Stimulation.

50 Leber (nur rechts) – Verdauungsprobleme, Aufgeblähtsein, Verstopfung, stoppt Blutungen.

41 Gallenblase (selbst nach deren Entfernung) – Cholesterin, Verdauung, Migräne.

Die Punkte 50 und 41 können mit einer Bewegung stimuliert werden.

37 Milz – Durchblutung und Energiefluss, Verdauungsprobleme, Immunschwäche, schwere Beine.

39 Magen – Verdauungsprobleme, Gastritis.

Die Punkte 37 und 39 können mit einer Bewegung stimuliert werden.

73 (auf dem Knochen) Augen; Lungen – Husten; Brüste – Mastose; Eierstöcke.
Sanft mit drehenden Bewegungen stimulieren: zarter Punkt.

3 Lungen; Herz (nur links).
Waagerecht nach außen massieren.

61 Lungen; Leber; Herz; Magen; Milz – Nebenhöhlenentzündung, verstopfte Nase, stoppt Blutungen, betäubt Schmerz, liefert natürliche Endorphine und Wärme, stoppt die laufende Nase.

8 Herz; Halswirbel; Hals; Schilddrüse – verlangsamt das Herz (Herzrasen), senkt den Blutdruck, löst die Halswirbel, Halsschmerzen.
Stützen Sie sich auf der Nase ab und stimulieren Sie mit kreisenden Bewegungen.

34 Schultern; Arme (entlang der Augenbrauen, ausgehend von diesem Punkt); Augen; Nebenhöhlen – entspannt das Nervensystem, Schlaflosigkeit (in Verbindung mit Punkt 124).

26 Halswirbel; Hals; Nebenhöhlen; Hypophyse. Drittes Auge: beruhigt den Geist (hyperaktive Kinder); kann auch wach machen; wirkt auf das geistige Gleichgewicht; Kopfschmerzen.
Nicht zu lang stimulieren.

106 Wirbelsäule; Halswirbel; Hals; Augen; Nebenhöhlen.

103 Scheitel; Hypophyse; Wirbelsäule; Gedächtnis – stimuliert die Chakren.

126 Wirbelsäule: Lendenwirbel; Steißbein; After – Hämorrhoiden.

342 Wirbelsäule: Lendenwirbel – Hexenschuss; Rückenwirbel; Halswirbel.

Die Punkte 126 und 342 von oben nach unten mit kurzen Bewegungen stimulieren, dann klopfend entlang der Stirn und der Nase bewegen und wieder zurück. Mit dem Punkt 0 enden.

126 Lendenwirbel.
Auf der Stirn entlang des Haaransatzes klopfen.

8, 106 Halswirbel.
Über den Bereich 8, 106 streichen, dann entlang der Brauen. Schulter und Arme – Ischias.
Die Nasenlöcher (Gesäß), das Umfeld der Nasenlöcher und die Falte von der Nase zum Mund massieren.

124 Entspannt das Nervensystem.

180 Sonnengeflecht – Migräne, kann zum Schwitzen führen (manchmal feuchte Hände).

*Die folgenden Punkte liegen auf der Oberlippe: Sie können sie alle auf einmal
mit kleinen senkrechten und waagrechten Streichbewegungen stimulieren.*

19 Nase; Leber; Magen; Dickdarm; Unterbauch – belebt das Herz und kräftigt
es, Unwohlsein, steigert den Blutdruck, steigert die Energie, Bauchschmerzen, Verstopfung, stoppt den Schluckauf, stoppt Erbrechen, löst Kontraktionen der Gebärmutter aus. (Schwangere Frauen dürfen diesen Punkt nicht
stimulieren!)

63 Dickdarm; Bauchspeicheldrüse; Gebärmutter – Verstopfung, Verdauung,
Schmerzen, Schwindel. Entbindung: Kontraktionen der Gebärmutter, stoppt
Gebärmutterblutungen.

17 Nebennieren – setzt natürliche Kortikoide frei (wirkt entzündungshemmend).

113 Bauchspeicheldrüse – Diabetes; Eierstöcke; Prostata – Sexualität; Gebärmutter – wirksam bei Problemen mit der Menstruation; Blasenentzündung, Verdauung.

7 Dasselbe wie Punkt 113.

38 Knie – Arthrose, liefert natürliche Antibiotika (Infektionen), Knieprobleme.
Zu beiden Seiten des Mundes senkrecht stimulieren.

127 Dünndarm; Ferse (in der Mitte, in der Vertiefung zwischen Mund und
Kinn) – Regelschmerzen, Menopause, allgemein Sexualität, Dickdarmentzündung mit Krämpfen, Durchfälle.
*Zu Beginn des Durchfalls stimulieren. Die auf dem Kinn liegenden Punkte
müssen senkrecht nach unten stimuliert werden.*

85 Harnwege; Nieren (seitlich am Mund, entlang der Falte) – Ausscheidung,
Wasseransammlung.

87 Harnblase; Gebärmutter.

22 Harnblase.

51 Fuß; Zehen (entlang des Kinns); große Zehe (in der Mitte am Rand des
Kinns). Bei Kopfschmerzen ist es meist die Yang-Energie, die nach oben
steigt: Die Stimulierung dieses Punktes lässt sie wieder absinken.

Zum Stimulieren Spitze des Stifts nach oben drücken. Man kann auch reiben, um alle Punkte zu berühren.

365 Zehen; After; Füße; Dickdarm.

Schließen Sie mit dem Bereich der Ohren ab!

16 Ohren – stoppt die übermäßige Ausscheidung jeder organische Flüssigkeit, Stimmungsschwankungen, Blutungen (innere und äußere), zu starke Menstruation wegen Fibromen usw., übermäßiges Schwitzen, laufende Nase.

14 (Vor dem Ohrläppchen) Ohren; Hals; Ohrspeicheldrüsen; Schilddrüse (Unterfunktion) – Taubheit, Ohrenentzündung, Speichelabsonderung, löst die Kiefer.
Massieren Sie waagerecht unter den Ohren.

15 (In der Vertiefung hinter dem Ohrläppchen) Ohren; Kiefer – senkt den Blutdruck um dreißig bis vierzig Punkte, Schilddrüsenunterfunktion.

Massieren Sie die Punkte 14 und 15 waagerecht, dann senkrecht, schließen Sie mit Punkt 0 ab.

0 Nieren; Ohren; Augen; Mund; Nase; Wirbelsäule – reguliert den Blutdruck (zu hoch und zu niedrig), stimuliert die Lebensenergie.

Wichtig: Der Punkt 0 ist der Regulierungspunkt, mit dem man jede Behandlung abschließen muss. Sind Sie geschwächt oder behandeln Sie geschwächte Personen, beginnen Sie auch immer mit dem Punkt 0.

Für Ihr Wohlbefinden sind diese drei Quellen wichtig:
- die Lebensenergie (inklusive der sexuellen Energie),
- die Ernährung,
- die Atmung.

Um Ihre Gesundheit zu erhalten, erhalten Sie sich diese drei Quellen der Vitalität!

So wenden Sie
Dien Cham an

Wie bereits gesagt, umfasst die Facytherapie allein im Gesicht mehr als 500 Reflexpunkte. Für Laien sind sie durch ihre große Anzahl und ihr enges Beieinanderliegen nur schwer zu lokalisieren. Nhuan Le Quang hat deshalb eine vereinfachte Methode ausgearbeitet, für die keine Nadeln gesetzt werden müssen und die jedem Menschen zugänglich ist. (Genau darin liegt die Originalität und die große Bedeutung seiner Arbeit.) Trotzdem hat diese Methode die ursprüngliche Wirksamkeit nicht verloren.

Um Verwirrungen zu vermeiden, behalten wir aber die Nummern bei, die traditionell für die jeweiligen Punkte verwendet werden. Wundern Sie sich also nicht, wenn Sie nicht alle aufgeführt finden: Wir haben uns in diesem Buch auf etwa fünfzig Punkte beschränkt.

Anders als bei anderen Reflexzonenmassagen gehören zu jedem Punkt mehrere Entsprechungen und vielerlei Wirkungen. Da das traditionelle Dien Cham zwanzig verschiedene Arten, den Körper auf das Gesicht zu projizieren, einsetzt, haben wir uns auf das Wesentliche beschränkt.

Bei jedem Punkt geben wir an:
- seine verschiedenen Entsprechungen,
- seine Wirkungen,
- seine hauptsächlichen Anwendungen (meist gibt es eine ganze Reihe davon).
  Zu jedem Punkt gibt es außerdem eine Massage-Anleitung, in der Bewegungsrichtung, Art der Stimulierung usw. angegeben sind.

Jeder Punkt ist in einer schematischen Zeichnung so dargestellt, dass man ihn exakt, ohne Risiko eines Irrtums, finden kann.

0 Niere, Ohr, Augen, Mund, Nase, Wirbelsäule, Nebennieren, Arme, Beine, Geschlechtsorgane, Magen

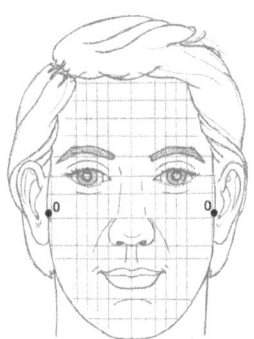

Mit diesem Punkt beginnt man oft eine Behandlung – vor allem bei erschöpften oder geschwächten Menschen. Er hat eine regulierende Wirkung auf die Gesamtheit der Funktionen und korrigiert auch ein irrtümliches falsches Vorgehen. Gewöhnen Sie sich an, jede Behandlung mit diesem Punkt, der direkt vor dem Ohr liegt, zu beenden. Denken Sie auch daran, ihn zu stimulieren, wenn Sie eine zu starke organische Reaktion spüren.

Wichtigste Wirkungen

Reguliert Blutdruck (zu hoch oder zu niedrig) und Herzrhythmus · Entspannt das Nervensystem · Lindert Schmerzen · Fördert die Verdauung · Stärkt die Venen · Stoppt übermäßiges Schwitzen · Stoppt Blutungen · Stoppt laufende Nase und jede übermäßige Sekretion · Wärmt · Regt an · Zieht die Gebärmutter zusammen (Entbindung, Uterusblutung) · Verstärkt die Abwehrkräfte · Steigert die sexuelle Energie · Stärkt die Kraft der Nieren · Regt die Lebensenergie an.

Wichtigste Anwendungen

Erschöpfung · Kraftlosigkeit · Sexuelle Schwäche · Vorzeitiger Samenerguss · Schnupfen · Erkältung · Bluthochdruck · Niedriger Blutdruck · Lendenschmerzen · Hautausschläge · Handschweiß · Schweißfüße · Herzjagen · Ohren (Taubheit, Ohrensausen, Entzündung) · Augen (Sehstörungen) · Nebenhöhlenentzündung · Allergien · Tabakabhängigkeit · Arzneimittelschock · Entgiftung · Lähmung · Magen · Ausfluss · Verbrennungen oder Verbrühungen.

Dieser Punkt findet sich in dem Grübchen vor dem Ohr. Meistens ist es jedoch einfacher, den ganzen Bereich vertikal zu massieren:
- *von oben nach unten, wenn man vor allem Entspannung sucht,*
- *von unten nach oben, wenn man damit anregen will.*

1 Lenden, Nebennieren, Sexualität

Dieser Punkt (auf dem Nasenrücken in einer kleinen Vertiefung gelegen) kann Ihnen gute Dienste erweisen, wenn Sie ständig müde sind und chronisch unter zu niedrigem Blutdruck leiden. Allein die Stimulierung dieses Punktes kann den Blutdruck in wenigen Sekunden wieder um zehn oder zwanzig Punkte steigen lassen! Deshalb müssen wir bei Bluthochdruck eindringlich warnen: Dann wäre es gefährlich, diesen Punkt zu stimulieren.

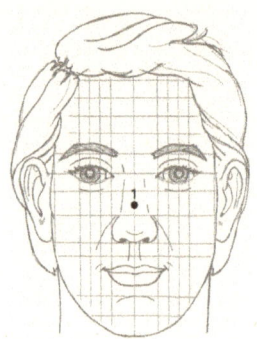

Achtung!
Diesen Punkt bei Bluthochdruck nicht
stimulieren!

Wichtigste Wirkungen
Entspannt · Reguliert den Herzrhythmus · Steigert die sexuelle Energie · Verringert den Verlust an Körperflüssigkeiten · Lindert Lendenschmerzen · Hebt den Blutdruck · Steigert die Energie · Regt an · Wärmt.

Wichtigste Anwendungen
Körperliche Erschöpfung · Nervliche Erschöpfung · Unregelmäßiger Herzrhythmus (Herzrhythmusstörungen, Herzrasen) · Erschöpfung des Herzens · Lendenschmerzen · Schwierigkeiten beim Aufstehen · Sexuelle Schwäche · Ausfluss (Leukorrhoe) · Zu starke Regelblutungen (Hypermenorrhoe) · Unterleibsschmerzen · Durchfall · Hämorrhoiden.

Dieser empfindliche Punkt muss einzeln stimuliert werden, mit einer kleinen schleifenden Bewegung, die auf der Stelle dreht, am besten mit dem abgerundeten Ende eines Kugelschreibers.

3 Lungen, Herz (nur links), Schläfen, Brust

Dieser Punkt kann Ihnen helfen, wenn Sie unter Bronchien- oder Lungenbeschwerden leiden, Herzprobleme haben oder das Rauchen aufgeben möchten. Wenn Sie unter Bluthochdruck leiden, kann seine Stimulierung den Blutdruck rasch um mehrere Punkte senken.

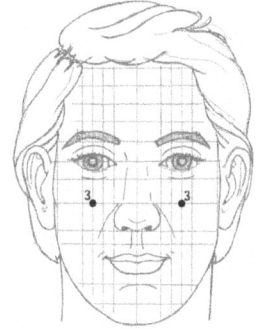

Bei niedrigem Blutdruck müssen Sie auf diesen Punkt allerdings verzichten!

Achtung!
Diesen Punkt bei zu niedrigem Blutdruck nicht stimulieren!

Wichtigste Wirkungen

Alle Herzbeschwerden · Entspannt · Senkt den Blutdruck · Senkt die Temperatur (nützlich bei Fieber) · Verteilt die Energie · Verringert die Schleimabsonderung · Lindert Schmerzen · Wirkt harntreibend · Erleichtert das Atmen.

Wichtigste Anwendungen

Schlaflosigkeit · Muskelkrämpfe · Bluthochdruck · Schnupfen mit Fieber · Kopfschmerzen · Schmerzen in der Brust · Gesichtslähmung · Schmerzen in den Schläfen · Asthma · Husten · Zahnschmerzen · Nebenhöhlenentzündung · Verstopfte Nase · Zu dunkler und zu warmer Urin · Verstopfung mit Harnwegsproblemen · Übermäßiger Handschweiß · Hautprobleme · Angeschwollenes Gesicht · Sehschwäche · Rote Augen · Brennende Augen.

Massieren Sie diesen Punkt mit Strichen nach außen, waagerecht, oder stimulieren Sie ihn gesondert.

6 Waden, Herz

Ein weiterer ausgezeichneter Punkt bei chronischer Müdigkeit und wenn der Blutdruck häufig zu niedrig ist.

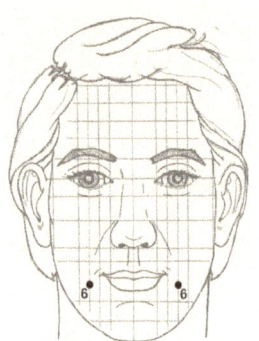

Achtung!
Bei Bluthochdruck diesen Punkt nicht stimulieren!

Wichtigste Wirkungen
Hebt den Blutdruck rasch · Lindert Schmerzen in den Waden · Verbessert das Sehen · Regt den Organismus an · Stoppt Blutungen · Stärkt das Herz.

Wichtigste Anwendungen
Zu niedriger Blutdruck · Wadenkrämpfe · Verschlechtertes Sehen · Erschöpfung.

Dieser Punkt kann allein stimuliert werden (vor allem bei zu niedrigem Blutdruck) oder zusammen mit Punkt 85 in einer streichenden Bewegung zur Mitte des Kinns.

7 Bauchspeicheldrüse, Eierstöcke, Prostata, Geschlechtsorgane und ihre Funktion, Gebärmutter

Dieser Punkt zeigt eine starke positive Wirkung bei Zyklusproblemen, lindert Blasenentzündungen, erleichtert die Verdauung (besonders nach zu üppigen Mahlzeiten oder zu viel Süßigkeiten). Vor allem für Diabetiker ist es nützlich, diesen Punkt regelmäßig zu stimulieren.

Wichtigste Wirkungen

Stärkt die Abwehrkräfte · Verbessert die Blutzirkulation · Befreit den Energiestrom · Wärmt den Körper · Wirkt entzündungshemmend · Schwemmt Giftstoffe aus · Lindert Bauchschmerzen (Dysmenorrhoe, Eierstöcke, Prostata, Schmerzen mit Ausstrahlung auf die Oberschenkel) · Steigert die sexuelle Energie.

Wichtigste Anwendungen

Diabetes · Allergien · Zu starke oder unregelmäßige Menstruation · Entzündungen · Ausfluss (Leukorrhoe) · Eierstöcke, Prostata · Schmerzen in den Oberschenkeln · Blasenentzündung · Sexuelle Schwäche · Nasennebenhöhlenentzündung · Verdauungsbeschwerden · Luftansammlung im Dickdarm · Dickdarmentzündung · Kropf.

Dieser Punkt sitzt auf der Achse, die durch die Mitte des Nasenloches führt. Man kann diesen Punkt einzeln massieren, mit der Spitze des kleinen Gummirollers oder mit dem abgerundeten Ende eines Kugelschreibers. Oder man streicht senkrecht oder waagerecht über den ganzen Bereich zwischen der Oberlippe und dem unteren Ende der Nase.

8 Herz, Halswirbel, Hals, Schilddrüse, Nacken, Kiefer, Zähne, Zunge

Dieser Punkt verlangsamt den Herzschlag (sehr hilfreich bei Herzrasen), senkt den Blutdruck, lockert die Halswirbel und lindert Halsschmerzen. Er trägt auch zur Regulierung der Schilddrüse bei.

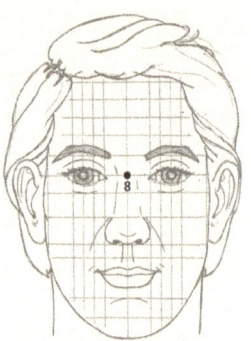

Achtung!
Diesen Punkt bei zu niedrigem Blutdruck nicht stimulieren!

Wichtigste Wirkungen

Entspannt · Senkt den Blutdruck · Senkt die Temperatur · Fördert den freien Energiefluss · Lindert Entzündungsschmerzen der Halswirbel und der Wirbelsäule · Reguliert den Herzrhythmus.

Wichtigste Anwendungen

Schlaflosigkeit infolge von Albträumen · Bluthochdruck · Schmerzen im Bereich der Halswirbel · Blockaden im Nacken, Schiefhals · Entzündungen der Zunge · Schwierigkeiten beim Sprechen · Entzündungen im Bereich des Kiefers · Zahnfleischentzündung · Halsentzündung · Nasennebenhöhlenentzündung · Kropf · Sehstörungen · Alle Reizungen · Störungen des Herzrhythmus · Herzprobleme.

Stützen Sie sich an der Nase ab, und stimulieren Sie den Punkt in kleinen, kreisenden Bewegungen. Achtung, nicht in Richtung Augen abrutschen!

14 Ohren, Hals, Ohrspeicheldrüse, Schilddrüse (Unterfunktion)

An diesem Punkt kann man Taubheit und Ohren-entzündung behandeln und außerdem den Kiefer lockern (Kiefergelenk).

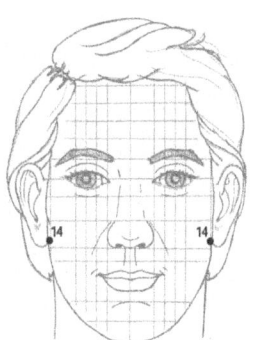

Achtung!
Diesen Punkt bei zu niedrigem Blut-druck nicht stimulieren!

Wichtigste Wirkungen
Stillt Schmerzen · Senkt die Temperatur · Senkt den Blutdruck · Entzündungshemmend · Fördert die Verdauung · Ruft Speichelfluss hervor · Ent-spannt.

Wichtigste Anwendungen
Magenschmerzen · Zahnschmerzen · Kieferschmerzen · Kopfschmerzen · Schnupfen mit Fieber · Malaria · Bluthochdruck · Kropf · Husten · Kehlkopfent-zündung · Ohrenentzündung · Entzündungen im Gesicht · Verdauungsstörungen · Beschwerden beim Schlucken · Appetitlosigkeit · Schlaflosigkeit.

Dieser Punkt findet sich dort, wo das Ohrläppchen am Gesicht festgewachsen ist. Er muss waagerecht direkt unterhalb des Ohrläppchens massiert werden.

15 Ohren, Kiefer, Wirbelsäule, Zahnfleisch

Dieser Punkt befindet sich in der Vertiefung direkt hinter dem Ohrläppchen, zwischen dem Kiefer und der Schädelbasis.

Seine Stimulierung senkt den Blutdruck um dreißig bis vierzig Punkte: Dieser Punkt darf also bei zu niedrigem Blutdruck nicht stimuliert werden! Wirksam bei Schilddrüsenunterfunktion.

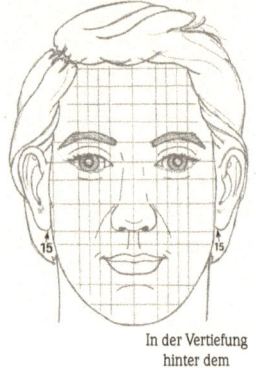

In der Vertiefung
hinter dem
Ohrläppchen

> **Achtung!**
> Diesen Punkt bei zu niedrigem Blutdruck nicht stimulieren!

Wichtigste Wirkungen

Senkt den Blutdruck deutlich · Senkt die Temperatur · Entspannt · Lindert Schmerzen · Wirkt entzündungshemmend · Fördert die Durchblutung des Gehirns.

Wichtigste Anwendungen

Bluthochdruck · Schwitzen infolge von Bluthochdruck · Grippeähnliche Zustände · Malaria · Schlaflosigkeit · Kopfschmerzen · Zahnfleischentzündungen · Ohrenschmerzen, Ohrenentzündung · Taubheit · Ohrensausen · Gesichtslähmung · Blockierung der Kiefer, Kiefergelenke · Kältegefühl · Wirbelsäule.

Diesen Punkt können Sie allein stimulieren oder mit Punkt 14 gemeinsam. Massieren Sie in diesem Fall die beiden Punkte (14 und 15) in waagerechter Richtung, dann senkrecht reiben. Schließen Sie mit Punkt 0 ab.

16 Ohr, Blutungen, Herz, Augen

Die Stimulierung dieses äußerst wichtigen Punktes verringert (oder stoppt) rasch den übermäßigen Verlust von Körperflüssigkeiten: Blutungen (innere und äußere), zu starke Regelblutungen, die beispielsweise von Fibromen begleitet sind, übermäßiges Schwitzen, Schleimabsonderung aus der Nase, Weinkrämpfe usw.

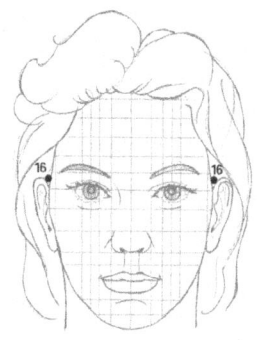

Wichtigste Wirkungen

Reguliert Sekretionen · Reguliert die Muskelkontraktion · Entspannt die Muskeln · Lässt die Körpertemperatur sinken · Senkt den Blutdruck · Lindert Augenschmerzen · Lindert Kopfschmerzen · Stoppt Blutungen (jeglicher Art) · Wirkt entzündungshemmend.

Wichtigste Anwendungen

Übermäßiger Tränenfluss · Übermäßiges Schwitzen · Innere und äußere Blutungen · Schlaflosigkeit · Fieber · Schnupfen · Schmerzhafter Überdruck im Auge · Bluthochdruck · Kopfschmerzen · Zahnschmerzen · Schmerzen in den Augenhöhlen · Schmerzende Halswirbel · Insektenstiche · Blockierung der Arme.

Stimulieren Sie diesen Punkt mit kleinen kreisenden Bewegungen, mit dem Finger oder dem Kugelschreiber.

17 Nebennieren, Darm, Nieren, Oberschenkel, Hüfte; gleiche Wirkung wie Kortikoide

Die Stimulierung dieses Punktes setzt etwas frei, das man als natürliche Kortikoide bezeichnen könnte, mit den wohl bekannten entzündungshemmenden Eigenschaften. Die Beziehung des Punktes zum gesamten Becken eröffnet einen weiten Anwendungsbereich.

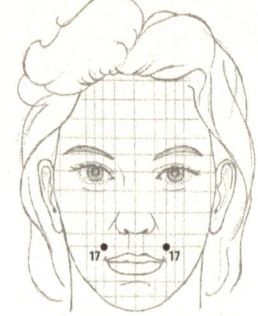

Achtung!
Vermeiden Sie die Stimulierung dieses Punktes, wenn irgendwelche Tumoren vorhanden sind!

Wichtigste Wirkungen
Wärmt · Regt die Nieren an · Reguliert den Blutdruck · Verringert die Sekretionen · Löst den Schleim auf · Stoppt Blutungen · Wirkt antiallergisch · Wirkt antibakteriell · Lindert Schmerzen von Entzündungen · Bringt die Energie des Organismus zurück · Besänftigt die Schmerzen bei Dickdarmentzündung · Dämpft akute Schmerzen · Lindert Juckreiz · Lindert Schmerzen in den Oberschenkeln und Hüften · Reguliert die Muskelkontraktion · Entspannt die Muskeln.

Wichtigste Anwendungen
Allergie · Infektionen · Kälteempfindlichkeit · Dickdarmentzündung · Dickdarmentzündung mit Krämpfen · Durchfall, Ruhr · Laufende Nase · Husten mit Auswurf · Übermäßiges Schwitzen · Zu starke Regelblutungen · Gebärmutterblutungen · Gynäkologische Probleme · Neuralgie · Rheumatismus, Arthritis · Asthma · Nierenschwäche aufgrund von Fetten · Erschöpfung, schnelle Ermüdung · Zu niedriger Blutdruck · Überarbeitung · Stress · Apathie, Gleichgültigkeit · Juckreiz · Ekzeme · Verbrennungen · Gürtelrose.

Man kann diesen Punkt unabhängig von anderen stimulieren oder gemeinsam mit den anderen Punkten, die in diesem Bereich liegen, mit senkrechten streichenden Bewegungen.

19 *Herz, Lunge, Nase, Leber, Magen, Darm, Unterbauch*

Dieser Punkt lässt den Blutdruck ansteigen, vermehrt die Energie, lindert Bauchschmerzen und Verstopfung, stoppt Schluckauf und Erbrechen, ruft Kontraktionen der Gebärmutter hervor. Er kann auch das Ausstoßen von versehentlich verschluckten Fremdkörpern bewirken (Kleinkinder)! Er ist den Judokas wohl bekannt und ist auch ein Punkt zur Wiederbelebung, der das Herz anregt und es wieder in Schwung bringt. Zögern Sie nicht, ihn bei Unpässlichkeiten zu stimulieren.

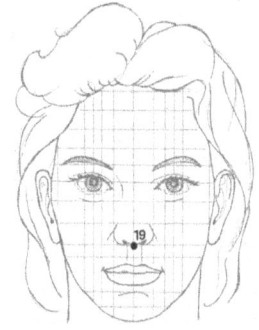

Achtung!
- Diesen Punkt bei Bluthochdruck nicht stimulieren!
- Dieser Punkt ist bei schwangeren Frauen bis kurz vor der Entbindung verboten. (Er kann frühzeitige Wehen fördern!)

Wichtigste Anwendungen

Herzprobleme · Arzneimittelschock · Ohnmacht · Wiederbelebung, zum Beispiel nach Ertrinken · Nach dem Verschlucken eines Gegenstandes gegen Ersticken · Epilepsie · Atemschwierigkeiten oder Asthmaanfall · Schläfrigkeit · Energiemangel · Depression · Sexuelle Schwäche · Magenschmerzen · Dickdarmentzündung · Verstopfung · Hämorrhoiden · Entbindung · Übelkeit, Erbrechen · Lendenschmerzen · Drogen (Entgiftung).

Wichtigste Wirkungen

Reguliert die Herztätigkeit · Regt den Adrenalinausstoß an und vergrößert ihn · Wiederbelebungspunkt · Stärkt · Erleichtert die Atmung · Weckt den Geist · Wärmt · Steigert die Energie · Vergrößert das Chi · Verstärkt die sexuelle Energie · Regt die Sekretion von Magensäften an · Fördert die Darmperistaltik · Reguliert die Muskelkontraktionen · Erleichtert oder verhindert Erbrechen · Verstärkt die Kontraktionen der Gebärmutter.

Dieser Punkt muss in senkrechter Richtung stimuliert werden.

20 *Halswirbel, Hals, Augen, Nebenschilddrüsen*

Hier handelt es sich um zwei Punkte. Diese wenige Millimeter zu beiden Seiten von Punkt 8 gelegenen Punkte wirken vor allem gegen Kalkmangel.

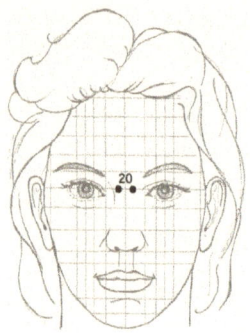

Wichtigste Wirkungen
Fördert die Aufnahme von Mineralstoffen · Regt die Nebenschilddrüsen an · Lindert Augenbeschwerden · Regt die Durchblutung des Gehirns an · Lindert Halsschmerzen · Löst Verspannungen im Halsbereich · Entspannt.

Wichtigste Anwendungen
Osteoporose · Mineralstoffmangel · Kopfschmerzen · Durchblutung des Gehirns · Rachitis · Verschiedene Knochenbrüche · Augenermüdung · Halsschmerzen.

Stimulieren Sie diese Punkte mit dem Ende eines Kugelschreibers oder der Spitze des kleinen Rollers. Sie können diese Punkte auch einfach einige Augenblicke mit Daumen und Zeigefinger kneifen.

22 Harnblase, Zähne, Beckenbereich, Dünndarm, Gebärmutter

Dieser Punkt zeigt Wirkung bei allen Problemen, die mit der Harnblase zusammenhängen, zum Beispiel Blasenentzündung, Senkung der Harnblase, Inkontinenz oder Bettnässen.

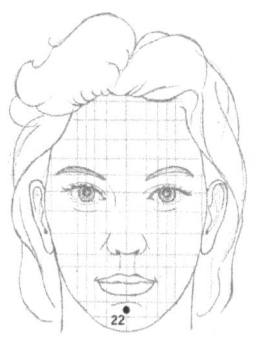

Wichtigste Wirkungen

Steigert das Chi · Stoppt übermäßige Sekretionen · Lindert von der Harnblase ausgehende Schmerzen · Stärkt die Harnblase · Stärkt die Abwehrkräfte · Lindert Schmerzen im Beckenbereich · Beruhigt Kolikschmerzen.

Wichtigste Anwendungen

Durchfall mit Schmerzen · Ruhr · Zahnschmerzen, vor allem im Unterkiefer · Blähungen · Verdauungsbeschwerden · Blasenentzündung (zusammen mit Punkt 17) · Senkung der Harnblase · Gebärmuttersenkung · Zu starke Menstruation · Unregelmäßige Menstruation · Ausfluss · Schwierigkeiten beim Urinieren · Müdigkeit, Trägheit · Apathie.

Man kann diesen Punkt allein stimulieren oder senkrecht über einen Bereich, der auch die Punkte 22 und 87 einschließt, streichen.

26 Halswirbel, Hals, Nebenhöhlen, Hirnanhangdrüse, Parasympathikus

Das ist der Punkt des »Dritten Auges«. Er beruhigt einen aufgeregten Geist, er kann ihn aber auch wieder anregen und wirkt allgemein günstig auf das seelische Gleichgewicht. Es wird empfohlen, diesen Punkt nicht zu stark zu stimulieren! Auf Schmerzen und Fieber wirkt er wie Aspirin.

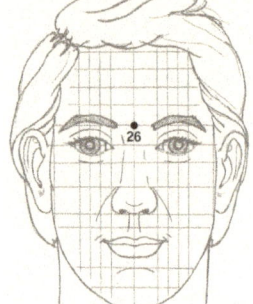

Achtung!
Diesen Punkt bei zu niedrigem Blutdruck nicht stimulieren!

Wichtigste Wirkungen

Entspannt · Lindert Schmerzen · Wirkt antiseptisch · Lindert Juckreiz · Reguliert den Herzrhythmus · Senkt den Blutdruck deutlich · Lässt die Temperatur schnell sinken · Lindert Krämpfe · Wirkt harntreibend · Steigert die Sekretionen · Entgiftet · Fördert die Ausscheidung von Alkohol · Beruhigt übermäßige sexuelle Begierde.

Wichtigste Anwendungen

Schlaflosigkeit · Depressionen · Gedächtnisschwäche · Epilepsie · Zittern · Parkinson-Krankheit · Schluckauf · Krämpfe, Tetanie · Kopfschmerzen · Verbrennungen · Abschürfungen · Herzrasen · Bluthochdruck · Fieber · Schnupfen · Schwindel · Malaria · Schwierigkeiten beim Wasserlassen · Verstopfte Nase · Ekzeme · Juckreiz · Alkoholvergiftung · Übelkeit · Asthma · Stiche von Bienen und Skorpionen · Schlangenbisse · Anästhesiepunkt (Verätzung der Nase, der Mandeln).

Mit kleinen zügigen Bewegungen, von oben nach unten, stimulieren.

34 Schultern, Arme (entlang der Brauen, ausgehend von Punkt 34), Füße, Nebenhöhlen, Augen, Herz, Sehnerv

Dieser Punkt hilft bei der Entspannung des Nervensystems und fördert den Schlaf.

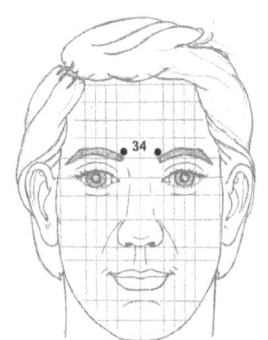

Wichtigste Wirkungen

Beruhigt das Nervensystem · Lindert den Schmerz · Verbessert die Sehkraft · Entspannt die Muskeln · Reguliert den Herzrhythmus.

Wichtigste Anwendungen

Schlaflosigkeit (in Verbindung mit Punkt 124) · Depression · Schmerzen der Füße und Zehen · Schmerzen in den Schultern · Magenschmerzen, Gastritis · Zahnschmerzen · Schlechtes Sehen · Krämpfe · Erbrechen, Übelkeit · Herzrhythmusstörungen · Herzrasen.

Man stimuliert diesen Bereich (von Punkt 34 bis 180) mit kleinen Berührungen entlang der Braue, dabei geht man von der Nasenwurzel aus und folgt dem oberen Rand.

37 *Milz, Blutkreislauf, Verdauung, Milzmeridian, Prostata, Trigeminusnerv*

Nützlich bei Immunschwäche, schweren Beinen und mangelnder Energie.

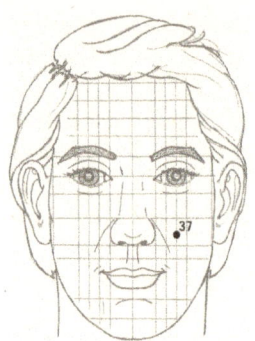

Wichtigste Wirkungen
Stärkt die Abwehrkräfte · Stoppt Blutungen · För-
dert die Blutzirkulation · Fördert den Energiefluss ·
Verbessert die Verdauung · Lindert Schmerzen im
Milzbereich · Löst Schleim auf · Reguliert Harn-
wegsprobleme.

Wichtigste Anwendungen
Zu starke Menstruation · Magenblutungen (zu-
sammen mit den Punkten 16, 61, 50) · Schwere Arme und Beine · Taubheit in
Armen und Beinen · Kribbeln · Psychische Erschöpfung · Körperliche Erschöpfung · Verdauungsprobleme · Schleimabsonderung · Bettnässen · Inkontinenz ·
Wasseransammlungen, Ödem · Husten · Asthma · Schwerer Kopf · Gesichtslähmung · Neuralgie im Gesicht · Anämie.

*Der Punkt wird allein oder senkrecht in Verbindung mit Punkt 39 massiert. Um
diese Punkte zu stimulieren, drücken Sie den Kugelschreiber schräg nach oben
und nach innen.*

78

38 Knie, Oberschenkel, Rippen, Mittelfinger, Nieren, Darm; wirkt ähnlich wie Antibiotika

Neben seiner Wirkung auf Knieprobleme (Arthrose, Unfallverletzung) setzt die Stimulierung dieses Punktes eine Art natürlicher Antibiotika frei. Deshalb ist er bei Infektionen jeder Art und in jedem Körperbereich von großer Bedeutung.

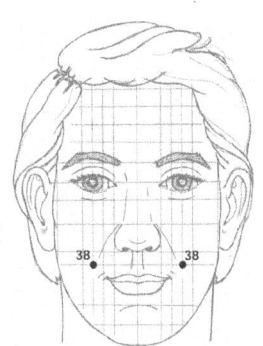

Wichtigste Wirkungen

Wirkt entzündungshemmend · Entgiftet · Erleichtert die Darmtätigkeit · Lindert Schmerzen in den Oberschenkeln · Lindert Rippenschmerzen · Lindert Knieschmerzen · Blähungen im Dickdarmbereich · Sehr hilfreich gegen Infektionen.

Wichtigste Anwendungen

Entzündliche Hautprobleme · Furunkel, Abszesse · Ohrenentzündung · Nebenhöhlenentzündung · Zahnfleischentzündung · Verstopfung · Schmerzen in Oberschenkeln, Rippen, Knien oder Mittelfingern · Probleme mit Blähungen nach einer Operation (Punkt 19 hinzufügen) · Fieber · Lendenschmerzen.

Dieser Punkt muss schräg in Richtung Mundwinkel stimuliert werden. Die Zone für die Knie erstreckt sich vom Mundwinkel (beim Lächeln) über einige Zentimeter in Richtung Ohr.

Sie können auch die beiden Seiten des Mundes kräftig massieren und dann Punkt 38 hinzufügen.

39 Magen, Meridian des Magens, Darm, Schilddrüse, Trigeminusnerv, Brust

Alle Verdauungsprobleme, zum Beispiel Gastritis
oder Sodbrennen.

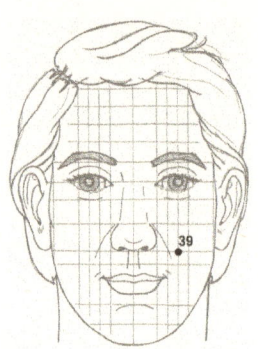

Wichtigste Wirkungen
Unterstützt die Magenfunktionen · Lindert
Schmerzen bei Magengeschwüren · Erleichtert
die Verdauung · Schmerzen des Zeigefingers ·
Wirkt entzündungshemmend · Senkt den Blut-
druck · Senkt das Fieber.

Wichtigste Anwendungen
Magenschmerzen · Träge Verdauung · Schmerzen
des Zeigefingers · Akne · Zahnfleischentzündung · Bluthochdruck · Zahnschmerzen · Gesichtsneuralgie · Gesichtslähmung · Fußschmerzen aufgrund von Ischias-
beschwerden · Erkrankungen der Nase · Nebenhöhlenentzündung · Laufende
oder verstopfte Nase · Mastose infolge einer Schwangerschaft (Punkt 73 ebenfalls
stimulieren) · Regt den Milchfluss an · Schilddrüse · Appetitmangel.

*Man verbindet diesen Punkt oft mit dem direkt unterhalb liegenden Punkt 37 in
einer kleinen massierenden Bewegung, die senkrecht von oben nach unten ausgeführt wird.*

41 Gallenblase (auch nach deren Entfernung)

Dies ist auch der Regulierungspunkt für den Cholesterinspiegel und die Verdauung.

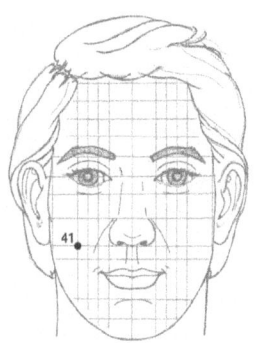

Wichtigste Wirkungen
Lindert Schmerzen · Reguliert die Produktion der
Magensäfte · Magenschmerzen · Leberschmer-
zen · Gallenblasenschmerzen · Reguliert die Gal-
lensekretion · Reguliert das Cholesterin · Senkt
den Blutdruck · Lindert Schmerzen im Bereich der
Halswirbel · Lindert Schmerzen in den Schultern ·
Macht die Augen klarer · Verringert allergische Re-
aktionen.

Wichtigste Anwendungen
Migräne · Verstopfung · Rippenschmerzen · Magenschmerzen · Leberprobleme ·
Gallenblasenerkrankungen · Gelbsucht · Bitterer Geschmack im Mund · Choles-
terin (zusammen mit Punkt 50) · Bluthochdruck · Schmerzen im Halswirbelbe-
reich · Schmerzen der Schultern · Beidseitige Kopfschmerzen · Getrübtes Sehen ·
Rheumatismus · Allergien · Ekzeme · Schlaflosigkeit.

*Dieser Punkt wird bei der Massage häufig mit Punkt 50 (Leber) in einer kleinen
waagerechten reibenden Bewegung verbunden, die auf Höhe der Nasenbasis
ausgeführt wird. Wenn Sie in erster Linie diesen Punkt stimulieren wollen, drücken Sie das Ende der Rollerspitze (oder des Kugelschreibers) schräg nach oben.*

43 Zähne, Lendenbereich, Steißbein, Niere

Dieser Punkt ist bei allen Nieren- und Lenden-problemen wertvoll. Er fördert die Genesung nach einer Infektionskrankheit oder nach einem chirur-gischen Eingriff.

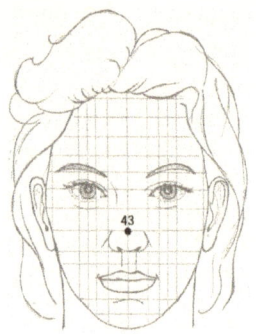

Wichtigste Wirkungen
Wärmt · Regt die Lebensenergie an · Gibt einem geschwächten Organismus wieder Kraft · Stärkt die Zähne und das Zahnfleisch · Stärkt die Nieren · Lockert den Lendenbereich · Lindert Schmerzen im Lendenbereich · Vergrößert die sexuelle Ener-gie.

Wichtigste Anwendungen
Hexenschuss · Lendenschmerzen · Zahnschmerzen, die mit den Nieren in Verbin-dung stehen · Zahnfleischentzündung · Chronische Müdigkeit · Kalte Hände und Füße · Schmerzhafte Regelblutungen · Hämorrhoiden mit Blutungen · Dickdarm-entzündung mit Durchfall · Ischias · Inkontinenz in der Nacht · Bettnässen · Po-lyurie · Nierenentzündung · Nierenkoliken · Sexuelle Schwäche · Samenausfluss · Ausfluss.

Dieser Punkt muss mit dem Kugelschreiber oder dem abgerundeten Ende des Rollers stimuliert werden. Er wird meist mit Punkt 45 verbunden.

45 Ohr, Lenden, Steißbein, Magen, Niere

Dieser Punkt wirkt, wie der vorhergehende, mit dem er oft verbunden wird, ausgezeichnet bei Nierenproblemen. Er ist auch ein wichtiger Verbündeter, wenn man versucht, Parkinson-Patienten Erleichterung zu verschaffen.

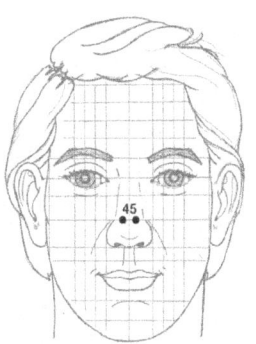

Wichtigste Wirkungen

Kräftigt den Organismus · Reguliert die Muskelkontraktion · Beruhigt, entspannt · Lindert Schmerzen im Lendenbereich · Lindert Ohrenschmerzen · Fördert die Verdauung · Kräftigt die Nieren · Steigert die sexuelle Energie.

Wichtigste Anwendungen

Neuralgie · Krampfneigung · Verstopfung · Zittern · Parkinson-Krankheit · Erschöpfung · Sexuelle Probleme · Impotenz · Apathie · Gastritis · Schwierige Verdauung · Ohrenentzündung · Taubheit · Nierenentzündung · Nierenkoliken · Inkontinenz · Bettnässen.

Wie der vorhergehende muss auch dieser Punkt mit dem abgerundeten Ende eines Kugelschreibers oder mit der abgerundeten Spitze des Rollers stimuliert werden. Er wird meist mit Punkt 43 verbunden.

50 (nur rechts!) Leber, Lymphprobleme, Lebermeridian, Bein

Stimulieren Sie diesen Punkt bei jedem Leberprob-
lem (auch bei Hepatitis). Er kräftigt die Leberfunktion, er erleichtert das Abfließen bei Lymphstau-
ungen (Ödemen, Wasseransammlungen) . Außerdem senkt er den Cholesterinspiegel. Dieser
Punkt stoppt auch Blutungen.

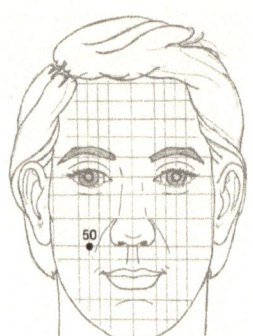

Achtung!
Diesen Punkt bei Bluthochdruck nicht
stimulieren!

Wichtigste Wirkungen

Reguliert die Muskelkontraktion · Regt die Abwehrkräfte an · Entspannt das Nervensystem · Senkt den Cholesterinspiegel · Lässt den Blutdruck steigen · Vergrößert die Energie · Lindert Allergien · Stoppt Blutungen · Vertreibt die Wirkung von
Giften · Wirkt entzündungshemmend · Reguliert das Schwitzen · Fördert die Verdauung · Reguliert die Blutzirkulation · Lindert Leber- und Gallenschmerzen.

Wichtigste Anwendungen

Gesichtslähmungen · Verstauchungen · Verstauchungen von Fuß oder Hand ·
Schlaflosigkeit · Epilepsie · Rippen- und Halswirbelbeschwerden · Schiefhals ·
Schmerzen im Oberkopf · Zu niedriger Blutdruck · Allergien · Blutung · Zu starke
Menstruation · Rheuma · Ekzeme · Schweißfüße oder Handschweiß · Träge Ver-
dauung · Verdauungsstörungen · Blähungen · Hämorrhoiden · Leberprobleme ·
Träge Gallenblase · Gallensteine · Aufgeblähter Bauch · Verstopfte Nase · Sehprob-
leme · Schlechtes Sehen · Cholesterin.

Dieser Punkt kann mit Punkt 41 verbunden werden.

51 Fuß – vor allem die Sohle –, Zehen (längs des Kinns), große Zehe (am Rand des Kinns in der Mitte)

Außer für die Behandlung der direkten Probleme dieser Bereiche bringt dieser Punkt auch Entspannung, indem er Yang im Kopfbereich wegnimmt.

Kopfschmerzen entstehen meist, weil zu viel Yang-Energie nach oben steigt und sich dort sammelt. Die Stimulierung dieses Punktes erlaubt der Energie wieder nach unten zu fließen.

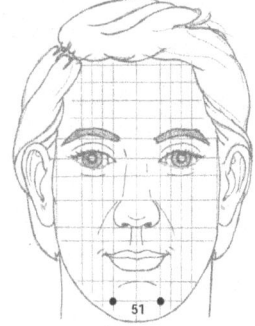

Achtung!
Diesen Punkt bei zu niedrigem Blutdruck nicht stimulieren!

Wichtigste Wirkungen
Entspannt · Senkt die Temperatur · Senkt den Blutdruck · Lindert Schmerzen in den Armen · Lindert Schmerzen in den Beinen · Lindert Kopfschmerzen · Verteilt den Energiefluss · Reguliert das Blut und die Energie.

Wichtigste Anwendungen
Schlaflosigkeit · Bluthochdruck · Zu hoher Augendruck · Kopfschmerzen infolge von Bluthochdruck · Schmerzen in Armen, Beinen, Kopf · Kalte Füße · Taubheit oder Kribbeln in den Füßen · Schmerzen unter der Fußsohle · Schmerzen in den Zehen · Asthma · Husten · Zahnschmerzen.

Um Punkt 51 genau zu finden, legen Sie drei Finger (Zeigefinger, Mittelfinger und Ringfinger) geschlossen auf den gewölbten Teil des Kinns. In der Mitte, unter dem Mittelfinger, liegt Punkt 87. Punkt 51 liegt auf beiden Seiten unter Zeige- beziehungsweise Ringfinger. Um diesen Punkt zu stimulieren, drücken Sie den Roller nach oben. Man kann auch über den ganzen Bereich streichen, um alle Punkte zu berühren.

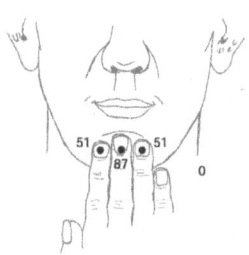

60 Augen, Herz, Lunge, Brust, Brüste, Stirn, Zunge, Gesicht, Arm, Unterarm, Hand, Mittelfinger, Harnblase

Bei Augenproblemen wird dieser Punkt oft mit dem unmittelbar unterhalb liegenden Punkt 130 verbunden. Der Bereich für die Lunge beschränkt sich nicht auf diesen Punkt, sondern bezieht auch einen Teil der Nasenwurzel und den Backenknochen mit ein. Der Punkt für das Herz befindet sich nur auf der linken Seite.

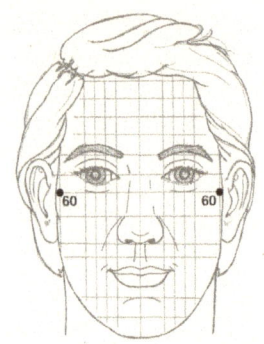

Wichtigste Wirkungen

Lindert Probleme mit den Armen · Lindert Schmerzen in der Hand · Lindert Beschwerden im Bereich des Gesichts · Senkt die Temperatur · Wärmt · Reguliert das Schwitzen · Hilft bei der Tabakentwöhnung · Macht die Lungen frei · Befreit die Atmung · Verbessert das Sehen · Reguliert den Herzrhythmus · Stärkt das Herz · Entspannt · Lindert Probleme mit der Harnblase · Wirkt entzündungshemmend · Stärkt den Organismus · Reguliert das Chi.

Wichtigste Anwendungen

Angst · Gesichtsneuralgie · Stechende Schmerzen · Kribbeln oder taubes Gefühl · Gefühl der Erstarrung in den Gliedern oder Fingern · Kopfschmerzen im Stirnbereich · Schmerzen in den Armen und Unterarmen · Nach Brüchen in den Armen und Unterarmen · Arthrose in den Händen und Fingern · Zysten in der Brust · Bronchitis · Tabakabhängigkeit · Atembeschwerden · Asthma · Zittern · Parkinson-Krankheit · Erschöpfung · Apathie · Herzprobleme · Entzündungen · Arthritis in Armen und Händen · Blasenentzündung · Probleme beim Urinieren · Genesung · Kälteempfindlichkeit · Blutzirkulation · Reguliert die Blutzusammensetzung · Schwindel · Gedächtnisschwäche.

Je nach Bedarf kann dieser Punkt also einzeln stimuliert werden oder in Verbindung mit dem direkt unterhalb liegenden Punkt 130. Man kann auch über den ganzen Bereich zwischen der Nasenwurzel und diesem Punkt streichen.

61 Lunge, Leber, Herz, Magen, Milz, Daumen, Trigeminusnerv

Dieser sehr wichtige Punkt, der in der Vertiefung oberhalb des Nasenlochs liegt, liefert Wärme und steigert die Sekretion natürlicher Endorphine. Er wird bei Nebenhöhlenentzündung und bei verstopfter Nase eingesetzt. Er stoppt Blutungen, betäubt Schmerzen, verringert oder stoppt die Schleimproduktion bei Schnupfen.

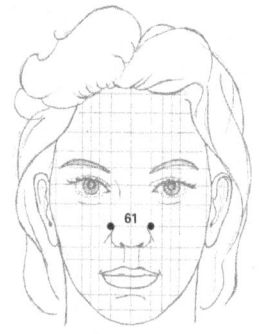

Wichtige Wirkungen

Regt die Endorphinproduktion an · Reguliert das Schwitzen · Lindert Schmerzen · Wärmt · Reguliert den Herzrhythmus · Senkt den Blutdruck · Reguliert die Muskelkontraktion (entspannt) · Wirkt entzündungshemmend · Entgiftet · Fördert das freie Fließen der Energie · Löst den Schleim auf · Stoppt Blutungen (allgemein).

Wichtigste Anwendungen

Übermäßiges oder zu geringes Schwitzen · Schmerzen im Unterleib · Entzugserscheinung nach Drogenkonsum · Kopf- oder Magenschmerzen · Gänsehaut · Herzrhythmusstörungen · Bluthochdruck · Gesichtslähmung · Hautprobleme · Ekzeme · Entzündungen der Scheide · Entzündungen des Gebärmutterhalses · Ausfluss · Halsentzündungen · Mandelentzündung · Asthma · Schmerzen im Daumen · Nasenbluten · Magengeschwür · Atemnot · Ischias · Übelkeit, Erbrechen · Kropf · Fieber · Husten · Verstopfte Nase · Schnupfen · Stauungen.

Massieren Sie diesen Punkt mit kleinen reibenden Bewegungen von oben nach unten, entlang des Nasenlochs.

63 Darm, Bauchspeicheldrüse, Gebärmutter, Magen

Nützlich bei Verstopfung, Verdauungsproblemen, verschiedenen Schmerzen. Bei Schwindel diesen Punkt stimulieren. Er regt die Kontraktionen der Gebärmutter an, daher ist er bei der Entbindung äußerst nützlich, und er stoppt Blutungen der Gebärmutter.

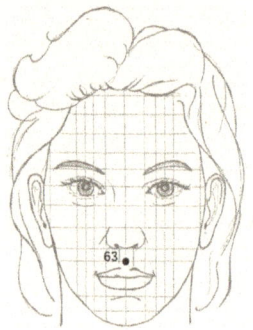

Achtung!
Außer im Moment der Entbindung dürfen schwangere Frauen diesen Punkt auf keinen Fall stimulieren!

Wichtigste Wirkungen

Reguliert die Sekretion der Scheide · Reguliert die Speichelproduktion · Steigert die sexuelle Energie · Ruft die Erektion und das sexuelle Verlangen hervor · Regt die Anwehrkräfte an · Lindert Schmerzen in der Wirbelsäule · Lindert Schmerzen der Gebärmutter · Lindert Magenschmerzen · Reguliert die Muskelkontraktion (vor allem Gebärmutter, Hände und Füße) · Erleichtert den Energiefluss · Wärmt die Bauchspeicheldrüse, den Magen, den Darm und die Gebärmutter.

Wichtigste Anwendungen

Frigidität · Impotenz, Schwierigkeiten bei der Erektion · Schwindel · Epilepsie · Nervöses Zittern · Magenschmerzen · Trockener Mund oder bitterer Geschmack im Mund · Zu niedriger Blutdruck · Ischias · Regelschmerzen · Unregelmäßige Monatsblutungen · Krankheiten der Gebärmutter, der Scheide · Schmerzen an der Wirbelsäule · Diabetes · Reisekrankheit.

Stimulieren Sie diesen Punkt einfach mit dem abgerundeten Ende des Kugelschreibers.

64 Leiste, Hüfte, Magen, Zunge, Hals

Dieser symmetrische Punkt (jeweils am äußeren unteren Ende jedes Nasenlochs) ist bei Ischiasschmerzen sehr nützlich, zusammen mit den Punkten, die im therapeutischen Lexikon angegeben sind.

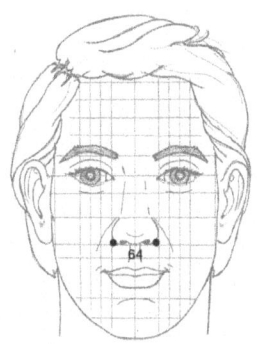

Wichtigste Wirkungen

Lindert Schmerzen im Leistenbereich · Lindert Magenschmerzen · Reguliert die Muskelkontraktion.

Wichtigste Anwendungen

Ischias · Leistenschmerzen · Entkalkung der Hüfte · Gastritis · Lähmung der unteren Gliedmaßen · Schmerzen im Mund-Rachen-Raum.

Diesen Punkt am besten mit dem abgerundeten Ende des Kugelschreibers oder Rollers stimulieren.

65 Halswirbel, Hals, Ohr, Augen, Nebenhöhlen, Nase, Gehirn, Eierstöcke, Schultern; steht in Verbindung mit dem Harnblasen-Meridian

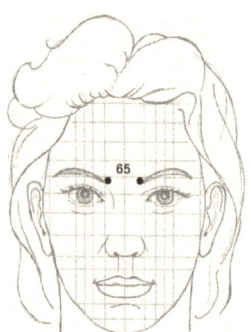

Dieser Punkt ist wertvoll bei Schwindel, Kopfweh und bei Problemen, die mit der Durchblutung des Gehirns zusammenhängen.

Wichtigste Wirkungen

Entspannt · Lindert Schmerzen im Halswirbel- und Schulterbereich · Lindert Kopfschmerzen, vor allem im Bereich der Augenbrauen · Befreit die Nase · Lindert Ohrenschmerzen · Fördert das gute Funktionieren des Gehirns · Reguliert die Durchblutung des Gehirns · Verbessert die Sehkraft · Lindert Probleme der Harnblase.

Wichtigste Anwendungen

Kopfschmerzen bei der Menstruation · Unregelmäßige und schmerzhafte Menstruation · Blasenentzündung · Schwindel · Schwere Augenlider · Augenprobleme · Inkontinenz · Prostataprobleme · Schmerzen im Halswirbel- und Schulterbereich · Arthrose in der Schulter · Schmerzhafte Schulterversteifung · Nebenhöhlenentzündung · Taubheit · Ohrenentzündung, Ohrenschmerzen · Steifer Nacken, Schiefhals · Schnupfen, verstopfte Nase · Kieferschmerzen · Konzentrationsschwierigkeiten · Gedächtnismangel · Schmerzen im Bereich des Harnblasenmeridians.

Stimulieren Sie diesen Punkt allein oder in Verbindung mit Punkt 34 auf den Augenbrauen.

73 Augen, Lunge, Brüste, Eierstöcke, Nieren, Herz, Kopf, Brustkorb, Schultern, Rücken, Arme, Beine, Harnblase

Dieser an der Unterkante der Augenhöhle (auf dem Knochen) liegende Punkt ist unter anderem nützlich bei Husten, Mastose, Zysten in der Brust oder an den Eierstöcken, Sehproblemen und Bindehautentzündung. Ist auch in der Stillzeit hilfreich, um den Milchfluss anzuregen.

Wichtigste Wirkungen

Entspannt · Lindert Entzündungen der Brüste und im Brustkorb · Lindert Augenreizungen · Regt den Milchfluss an · Kräftigt · Fördert die Blutzirkulation · Setzt Energie frei · Wärmt.

Wichtigste Anwendungen

Erschöpfung des Herzens · Krankheiten der Brüste, zum Beispiel bei Mastose oder Zysten · Angina pectoris · Schlaflosigkeit · Trockener Husten · Nierenschmerzen · Prostataprobleme · Schmerzen in den Eierstöcken · Probleme beim Urinieren · Schmerzen in Schultern und Armen · Schmerzen in den Augenhöhlen · Augenschwäche · Nierensteine · Schwerer Kopf (Erkältung) · Unregelmäßige Menstruation.

Dieser Punkt ist empfindlich: Stimulieren Sie ihn mit einer kleinen kreisenden Bewegung.

74 Leiste, Leber, Magen, Ohren

Dieser Punkt, der in der Mitte der Biegung des Nasenlochs liegt, wird bei Ischias und Magenschmerzen mit Punkt 64, seinem Nachbarn, verbunden.

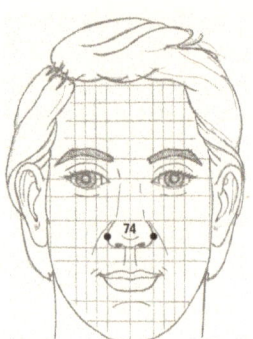

Wichtigste Wirkungen
Lindert Schmerzen im Leistenbereich · Lindert
Magenschmerzen · Lindert Leberbeschwerden ·
Steigert die Muskelkontraktion in den Beinen ·
Kräftigt die Venen.

Wichtigste Anwendungen
Kopfschmerzen infolge von Verdauungsbeschwer-
den · Lähmung der unteren Gliedmaßen · Gastritis · Schlechte Verdauung ·
Schmerzen im Leistenbereich · Ischias · Schluckauf · Ohrensausen, Geräusche im
Ohr · Taubheit.

Stimulieren Sie diesen Punkt mit dem Kugelschreiber oder dem Fingernagel.

85 Harnleiter, kleiner Finger, Harnblase

Dieser Punkt gehört zur Ausscheidung, zu Problemen beim Urinieren und zu Wasseransammlungen.

Hier möchten wir Sie noch einmal daran erinnern, dass die Punkte für die Nieren auf beiden Seiten des Mundes in der Nasenfalte liegen.

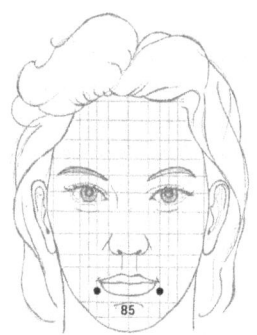

Wichtigste Wirkungen
Senkt das Fieber · Erfrischt · Senkt den Blutdruck · Wirkt harntreibend · Fördert die Ausscheidungen · Entwässert den Organismus · Wäscht Gifte aus · Senkt den Cholesterinspiegel · Befreit die Atmung · Lindert Schmerzen am kleinen Finger · Lindert Schmerzen bei Blasenentzündung.

Wichtigste Anwendungen
Hitzewallungen · Bluthochdruck · Wasseransammlungen (Ödeme) · Cellulitis · Nierensteine · Trüber oder zu wenig Urin · Blasenentzündung · Trockener Husten · Nasentrockenheit · Zu hoher Cholesterinspiegel · Tabakabhängigkeit · Alkoholabhängigkeit · Drogen · Vergiftungen · Asthma · Probleme mit dem kleinen Finger · Schmerzen in den Waden.

Die Massage wird am häufigsten für diesen Punkt und den Bereich der Nieren durchgeführt, dabei wird senkrecht zu beiden Seiten des Mundes entlanggestrichen.

87 Harnblase, Gebärmutter, Eierstöcke, Hoden, Prostata, Scheitel, Nacken, Hinterkopf

Bei allen Problemen der Blase (Senkung, Inkontinenz, Bettnässen), der Eierstöcke (Zysten, Entzündungen, Funktionsstörung), der Prostata.

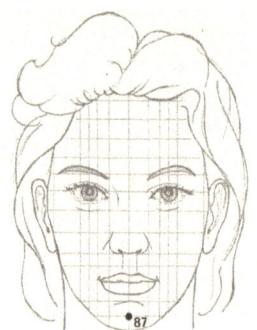

Achtung!
Außer im Moment der Entbindung dürfen schwangere Frauen diesen Punkt auf keinen Fall stimulieren!

Wichtigste Wirkungen
Entspannt den Nacken · Senkt die Temperatur · Ruft den Fluss des Chi hervor · Lindert Schmerzen im Scheitelbereich · Lindert Schmerzen im Hinterkopf · Wirkt harntreibend · Reguliert die Urinmenge · Lindert Prostataschmerzen · Befreit die Atmung · Wirkt krampflösend · Ruft Kontraktionen der Gebärmutter und der Blase hervor · Entgiftet.

Wichtigste Anwendungen
Schädeltrauma · Schiefhals · Steifer Hals · Kopfschmerzen · Psychische Störungen · Sonnenstich · Hitzschlag · Wasseransammlungen · Blasenentzündung · Asthma · Atemwegsprobleme · Krampfneigung · Krämpfe · Schmerzhafte Menstruation · Prostataprobleme · Impotenz · Frigidität · Senkung von Harnblase und Gebärmutter · Eierstockzyste · Fibrom · Inkontinenz · Bettnässen · Vergiftungen · Asthma · Atemnot · Fieber · Hitzewallungen · Menopause · Kalte Hände und Füße.

Dieser Punkt befindet sich genau in der Mitte des Kinns, auf dem gewölbten Teil. Der Punkt kann allein mit einer reibenden Bewegung stimuliert werden. Oder man stimuliert ihn mit einer senkrecht von oben nach unten streichenden Bewegung zusammen mit Punkt 22.

97 *Augen, Nebenhöhlen, Arme, Ellbogen, Schulterblatt*

Hilft bei Problemen mit der Sehkraft, Nebenhöhlenentzündung, Schmerzen in Arm oder Schultern, Tennisarm.

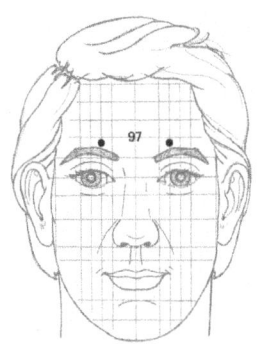

Wichtigste Wirkungen

Lindert Schmerzen in den Schultern, Armen, Ellbogen, Füßen · Lindert Probleme des kleinen Fingers · Lindert Schmerzen im Schulterblatt · Nützlich bei Problemen der großen Zehe · Steigert die
Sehschärfe · Fördert die Darmtätigkeit.

Wichtigste Anwendungen

Tennisarm · Schlechtes Sehen · Schmerzen in Armen, Schultern, Schulterblättern
und unteren Gliedmaßen · Lähmung der oberen Gliedmaßen · Nebenhöhlenentzündung · Verstopfte Nase · Verstopfung · Bruch oder Verstauchung der großen
Zehe.

*Dieser Punkt wird oft gemeinsam mit den Punkten 65, 34 und 98 stimuliert, da-
bei wird entlang der Augenbrauenlinie gestrichen.*

98 Augen, Ellbogen, Schulterblätter, Arme

Die Anwendungen entsprechen denen des vorhergehenden Punktes.

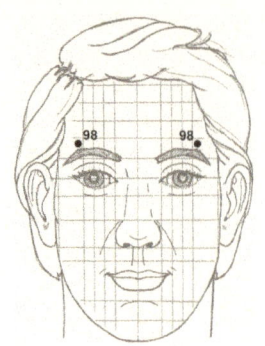

Wichtigste Wirkungen
Verbessert die Sehkraft · Lindert Schmerzen in Armen und Ellbogen · Fördert die Darmtätigkeit.

Wichtigste Anwendungen
Tennisarm · Schlaflosigkeit · Verstopfung · Sehprobleme · Schmerzen in den Armen · Schmerzen
im Rücken.

Dieser Punkt wird mit einer waagrechten nach außen gerichteten Streichbewegung stimuliert.

100 Augen, Nacken, Hinterkopf, Handgelenk

Die Gesichtsseite entspricht der jeweiligen Seite: Punkt 100 links = linke Seite. Dieser am knöchernen Rand am äußersten Ende der Braue liegende Punkt betrifft vor allem Schmerzen der Augen, Augenmigräne, aber auch die Schilddrüse.

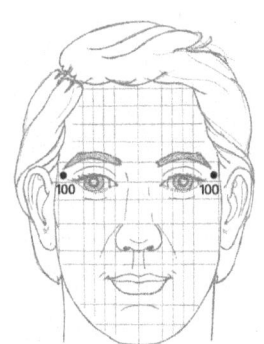

Wichtigste Wirkungen
Lindert Schmerzen der Augen · Entspannt das Nervensystem · Lindert Beschwerden der Schläfen, Halswirbel und Handgelenke · Reguliert den Blutdruck · Stärkt das Herz · Reguliert den Herzrhythmus · Senkt das Fieber · Lässt die Energie auf der entsprechenden Gesichtsseite fließen.

Wichtigste Anwendungen
Ermüdung des Herzens · Augenmigräne · Schwindel · Schmerzen oder Probleme der Augen · Gesichtslähmung · Halbseitige Lähmung (im Gesicht) · Fieber · Schlaflosigkeit · Schiefhals · Schmerzen im Halswirbel- und Hinterkopfbereich · Unfälle oder Schmerzen des Handgelenks: Bruch, Verstauchung, Arthrose etc. · Schmerzen in den Knien · Basedowkrankheit, Kropf.

Dieser Punkt wird mit einer leicht reibenden Bewegung massiert, dabei stützt man sich auf den Brauen ab. Sie können auch senkrecht über den Bereich streichen in Richtung von Punkt 130. Oder Sie können die Punkte 180, 100 und 130 gleichzeitig stimulieren.

103 *Stirn, Augen, Wirbelsäule, Gehirn, Leber, Hypophyse*

Dieser wichtige Punkt stärkt das Gedächtnis, reguliert den Hormonhaushalt und regt die Chakren an.

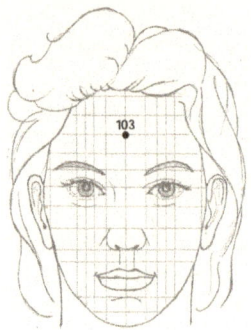

Wichtigste Wirkungen
Verbessert das Gedächtnis · Entspannt · Kräftigt · Reguliert das Chi · Reguliert das Blutbild · Lindert Schmerzen am Oberkopf · Lindert Rückenschmerzen · Erhellt den Geist · Stoppt übermäßige Sekretion.

Wichtigste Anwendungen
Depression · Körperliche Müdigkeit · Epilepsie · Schmerzen im Oberkopf · Gedächtnislücken · Schmerzen der Wirbelsäule · Hämorrhoiden · Gebärmuttersenkung · Schlechtes Sehen · Schädeltrauma.

Um die auf der Stirn sitzenden Punkte zu stimulieren, klopfen Sie mit den Fingerspitzen darauf, oder führen Sie mit einem Kugelschreiber eine streichende Bewegung von oben nach unten aus.

106 Wirbelsäule, Halswirbel, Hals, Augen, Nebenhöhlen, Scheitel, Nacken, Hinterkopf, Stirn, Schulterblatt

Dieser Punkt fördert die Durchblutung des Gehirns und die Konzentration. Er wird verwendet, um Probleme im Kopfbereich zu lindern.

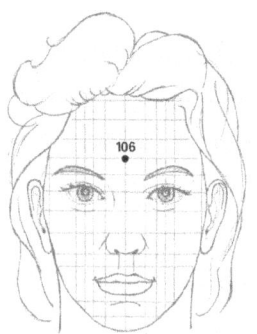

Wichtigste Wirkungen

Entspannt · Kräftigt · Lindert Kieferschmerzen · Lindert Zahnschmerzen · Lindert Schmerzen im Halswirbelbereich · Reguliert den Herzrhythmus · Reguliert das Schwitzen · Befreit die Nase.

Wichtigste Anwendungen

Herzprobleme · Schlaflosigkeit · Schmerzen im Halswirbel- und Stirnbereich · Zahnschmerzen · Übermäßiges Schwitzen · Verstopfte Nase · Kropf · Angst.

Klopfen Sie mit den Fingerspitzen darauf, oder führen Sie mit einem Kugelschreiber eine streichende Bewegung von oben nach unten aus.

Von Punkt 8 zu Punkt 106 (über Punkt 26): Halswirbel

Es lohnt sich oft, diese Punkte zu verbinden. Das ist besonders hilfreich bei Arthrose der Halswirbel, Kopfschmerzen, Sehproblemen, zur Förderung von Gedächtnis und Durchblutung des Gehirns und bei Fehlfunktionen der Schilddrüse.

Streichen Sie über den Bereich 8–106, dann entlang der Brauen, die Bereiche von Schultern und Armen.

113 Bauchspeicheldrüse, Eierstöcke, Prostata, Gebärmutter, Nervus vagus

Dieser Punkt wirkt sehr gut auf Diabetes, Blasenentzündung, Verdauung und Menstruationsprob-
leme. Er steht in Verbindung mit den meisten sexuellen Problemen.

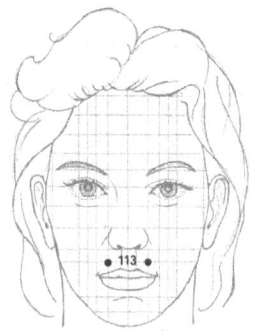

Wichtigste Wirkungen

Regt die Abwehrkräfte an · Lindert Schmerzen der
Eierstöcke · Hilft bei Prostataproblemen · Lindert
Schmerzen im Bereich der Oberschenkel · Lindert
Schmerzen der Bauchspeicheldrüse · Fördert die
Verdauung.

Wichtigste Anwendungen

Eierstockschmerzen · Prostataschmerzen · Schmerzen in den Oberschenkeln ·
Verdauungsstörungen · Diabetes · Schmerzen der Bauchspeicheldrüse · Ischias ·
Asthma · Dickdarmentzündung · Kropf.

*Sie können diesen Punkt einzeln mit einem Kugelschreiber stimulieren oder in
eine Massage zur Stimulation des ganzen Bereichs zwischen Nase und Oberlippe einbauen. In diesem Fall streicht man waagerecht nach innen (das heißt
zur Mitte hin) über den Bereich, der die Punkte 17, 113 und 7 verbindet.*

124 Gallenblase und Galle (rechts), Milz (links), Gehirn

Dieser Punkt gehört zu den Grundpunkten, die im vorhergehenden Kapitel vorgestellt wurden. Er entspannt und kräftigt gleichzeitig.

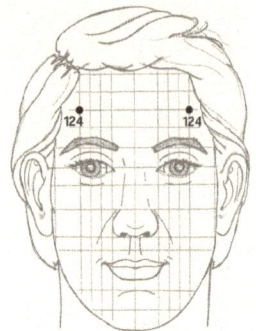

Wichtigste Wirkungen

Beruhigt das Nervensystem · Lindert Schmerzen · Verringert das Schwitzen · Verringert Allergien · Gibt neue Kraft · Reguliert das Chi.

Wichtigste Anwendungen

Rückenschmerzen, Hexenschuss · Entzugser-scheinungen bei Drogenabhängigen · Schwäche, psychische Müdigkeit · Schlaflosigkeit · Gedächtnisschwächen · Kopfschmerzen · Zahnschmerzen · Kalter Schweiß · Nasenbluten · Nebenhöhlenentzündung · Schuppenflechte · Hautprobleme · Genesung.

Streichen Sie waagerecht etwa zwei oder drei Zentimeter breit über diesen Punkt.

126 Scheitel, Wirbelsäule, Steißbein, After, Mastdarm, Harnblase, Nase, Gehirn

Die Stimulierung dieses Punktes und des Bereichs am Haaransatz lindert unter anderem Lendenschmerzen oder Hexenschuss.

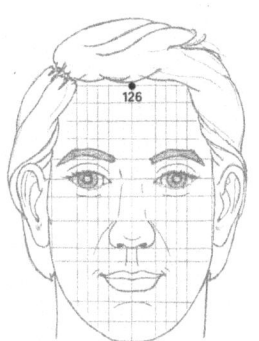

Achtung!
Diesen Punkt bei Bluthochdruck nicht stimulieren.

Wichtigste Wirkungen
Erhöht den Blutdruck · Steigert das Chi, die Energie · Lindert Schmerzen: Scheitel und Steißbein · Verlangsamt die Sekretion · Ruft das Bäuerchen bei Babys hervor.

Wichtigste Anwendungen
Zu niedriger Blutdruck · Schmerzen im Oberkopf · Hämorrhoiden · Häufiges Urinieren (Prostataprobleme) · Schnupfen · Nebenhöhlenentzündung · Schmerzen am Steißbein · Hexenschuss.

Bei Lendenschmerzen klopfen Sie entlang des Haaransatzes, oder Sie streichen mit kleinen senkrechten Bewegungen über den ganzen Bereich.

Die Gesamtheit der Punkte zwischen 126 und 19 lockert die Wirbelsäule: Sie können daher den ganzen Bereich mit streichenden Bewegungen von unten nach oben oder von oben nach unten, ganz nach Ihrem Empfinden, stimulieren (in die eine Richtung wächst die Energie, in die andere nimmt sie ab).

127 Dünndarm, Ferse, Knöchel, Gebärmutter (oberer Teil), Beckenbereich

Dieser Punkt – in der Mitte, im Grübchen zwischen Mund und Kinn gelegen – muss bei Regelschmerzen, in der Menopause und allgemein bei allen sexuellen Problemen stimuliert werden. Er wirkt auch auf krampfartige Darmentzündungen und Durchfälle (zu Beginn des Durchfalls stimulieren).

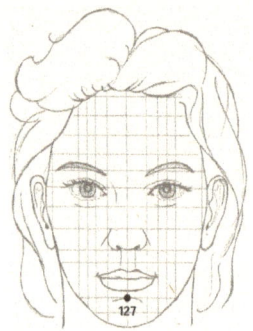

Wichtigste Wirkungen
Wirkt stark entspannend · Wärmt den Bauch · Reguliert die Darmperistaltik · Kräftigt · Lässt das Chi, die Energie aufsteigen.

Wichtigste Anwendungen
Schlaflosigkeit · Handschweiß und Schweißfüße · Schwäche · Nervöse Erschöpfung · Asthma · Medikamentenschock · Verdauungsstörungen · Gastritis · Bauchschmerzen · Ausfluss · Menstruationsschmerzen · Entzugserscheinungen bei Drogenabhängigen · Tabakabhängigkeit · Zahnschmerzen (Unterkiefer) · Gesichtslähmung · Ischias · Schmerzen in den Fersen · Schmerzen im Bereich der Halswirbel · Schwerer Kopf (vor allem im Stirnbereich) · Ruhr, Durchfall · Bandwurm · Schmerzen, die ein Zurückbeugen des Kopfes unmöglich machen.

Die Punkte, die auf dem Kinn liegen, müssen senkrecht von oben nach unten stimuliert werden.

130 Augen, Hand, Handgelenk

Dieser Punkt nützt bei allen Augenproblemen sowie bei Problemen der Mittelhand. Er ist auch der Migränepunkt.

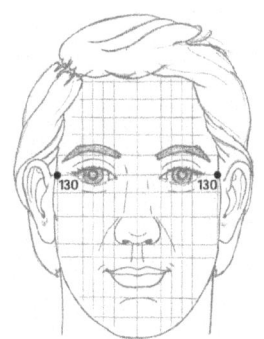

Wichtigste Wirkungen

Lindert Entzündungen der Augen, der Ohren, der Arme, der Hände und der Finger · Zieht die Iris zusammen · Erhellt die Sicht.

Wichtigste Anwendungen

Augenprobleme · Ohrenentzündung, Ohrenschmerzen · Schmerzen in den Armen, Händen und Fingern · Kopfschmerzen, Migräne · Schmerzen in den Schläfen · Schmerzen in den Füßen (auf dem Meridian der Gallenblase).

Massieren Sie diesen Punkt, den man in der Vertiefung genau hinter dem Rand der Augenhöhle findet, senkrecht. Oft wird er mit Punkt 60 verbunden.

143 *Dickdarm, Mastdarm, Steißbein*

Dieser Punkt wirkt im Wesentlichen bei Problemen von Darm und Steißbein.

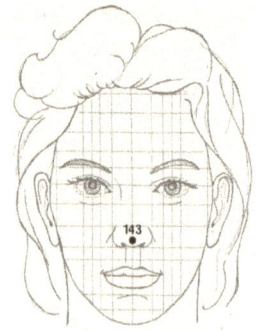

Wichtigste Wirkungen
Fördert die Darmtätigkeit · Senkt das Fieber deutlich, erfrischt · Lindert Schmerzen im Steißbein · Bewirkt eine Senkung des Chi · Ruft Schwitzen hervor · Senkt den Blutdruck.

Wichtigste Anwendungen
Bluthochdruck · Schmerzen im Steißbein · Rückenschmerzen · Ischias · Hämorrhoiden · Verstopfung · Fieber ohne Schwitzen · Hitzewallungen.

Stimulieren Sie diesen Punkt, gerade unter der Nasenspitze, mit einem Kugelschreiber. Nicht mit Punkt 19 verwechseln, der unterhalb der Nase sitzt!

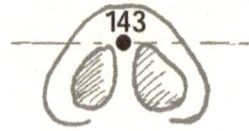

156 Waden, Herz, Eierstöcke, Hoden, Prostata, Dickdarm

Dieser symmetrische Punkt, der sich zu beiden
Seiten von Punkt 127 befindet, lindert Probleme
mit den Eierstöcken und der Prostata.

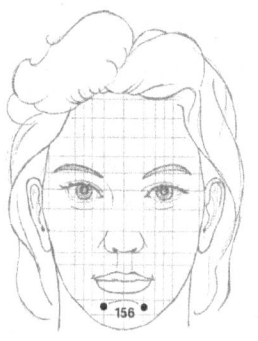

Wichtigste Wirkungen

Reguliert den Hormonhaushalt · Reguliert den
Monatszyklus · Reguliert die Blutzirkulation und
den Energiefluss · Reguliert den Blutdruck · Reguliert den Darm · Lindert Regelschmerzen · Lindert
Beschwerden der Eierstöcke, der Prostata · Stärkt
das Immunsystem · Vergrößert die Abwehrkräfte ·
Schafft Erleichterung in den Beinen, Füßen, Knien
und Augenbrauen, außerdem im Bereich des Halses, der Halswirbel und der
Schultern.

Wichtigste Anwendungen

Wadenkrampf · Schmerzen in Beinen und Knien · Schmerzen in den Augenbrauen · Gesichtslähmung · Blockaden im Bereich der Halswirbel · Verstopfung ·
Schmerzen im Beckenbereich · Krankheiten der Eierstöcke · Prostataprobleme ·
Impotenz · Frigidität · Schmerzhafte Monatsblutungen · Herzrhythmusstörungen · Herzrasen · Verstopfte Nase · Schwitzen (Hände und Füße) · Bluthochdruck,
zu niedriger Blutdruck.

*Dieser Punkt kann mit dem Punkt 127 verbunden werden: Streichen Sie waage-
recht über diese drei Punkte, und folgen Sie dabei dem Rand des Kinns.*

180 Solarplexus, Schläfe, Daumen

Dieser Punkt entspannt, wirkt auf den Bereich des Solarplexus und bei manchen Migräneanfällen. Die Stimulierung dieses Punkts kann Schwitzen hervorrufen (manchmal feuchte Hände)!

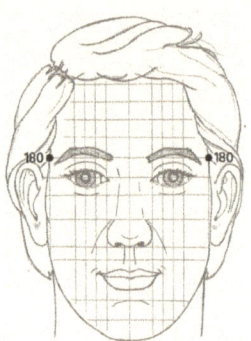

Wichtigste Wirkungen
Wirkt entzündungshemmend · Senkt das Fieber · Ruft Schwitzen hervor · Senkt den Blutdruck · Lindert Schmerzen in den Schläfen · Lindert Schmerzen im Daumen · Entspannt den Solarplexus.

Wichtigste Anwendungen
Bronchitis · Grippaler Infekt ohne Schwitzen · Schmerzen in den Schläfen · Schmerzen in den Daumen · Mandelentzündung · Halsentzündung · Schmerzen der Solarplexus · Bluthochdruck · Entzündung der Augen, Bindehautentzündung · Zahnschmerzen.

In Richtung Ohr massieren.

177 Ringfinger, Augen – *185* Zeigefinger, Augen – *191* Kleiner Finger, Augen, Ellbogen, Herz – *195* Mittelfinger, Augen

Diese Punkte wurden zusammengefasst, weil sie alle dicht beieinander an der Schläfe liegen und gemeinsame Charakteristika aufweisen: Sie gehören zu Fingern und Augen, daher sind die Anwendungen offensichtlich.

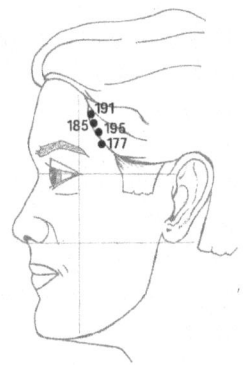

Jeder Punkt kann einzeln stimuliert werden, wenn es sich um ein Problem an einem Finger handelt. Wenn Sie jedoch Schmerzen der Augen lindern oder Ihre Sehkraft verbessern möchten, ist es besser alle Punkte durch eine senkrechte Streichbewegung zu stimulieren. Der Punkt 100 kann ebenfalls einbezogen werden.

197 Knie, Leber, Augen, Kniescheibe

Dieser Punkt liegt neben dem Punkt 103. Die Wirkungen ergeben sich durch die genannten Entsprechungen.

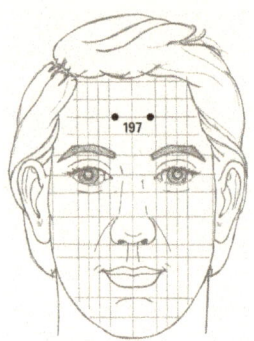

Wichtigste Anwendungen

Alle Knieprobleme · Arthrose im Knie · Probleme
der Bänder · Hepatitis · Vergiftung · Augenmigräne · Schlechtes Sehen.

*Dieser Punkt kann senkrecht stimuliert werden.
Anzumerken ist, dass sich auch eine Reflexzone
der Knie zu beiden Seiten der Mundwinkel findet.*

233 Leber

Dieser Punkt ergänzt die Punkte 50 und 41, er
liegt direkt unterhalb des Punkts 50.

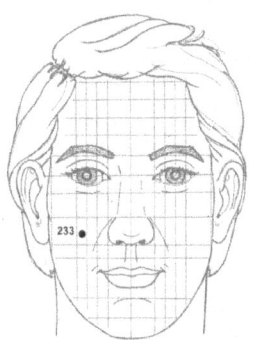

Wichtigste Wirkungen

Entgiftet · Senkt den Cholesterinspiegel · Wärmt ·
Entwässert · Regt die Abwehrkräfte an · Lindert
Leber- und Gallenschmerzen · Reguliert das
Schwitzen · Reguliert die Blutzirkulation.

Wichtigste Anwendungen

Hepatitis · Leberstauung · Träge Gallenblase · Gallensteine · Alkoholismus · Drogensucht · Hämorrhoiden · Blähungen · Cholesterin · Übermäßiges
Schwitzen · Kreislaufprobleme · Lendenschmerzen.

*Dieser Punkt kann mit seinen Ergänzungen zusammen stimuliert werden: Punkt
41 und 50, die genau unterhalb liegen.*

287 *Eierstöcke, Hoden, Scheide*

Dieser Punkt befindet sich auf der Oberlippe, genau in der Mitte des Nasenlochs, auf der gleichen
Linie wie Punkt 19 und nah bei 7 und 113, für die
ähnliche Wirkungen und Anwendungen zutreffen.

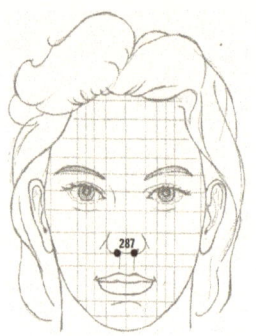

Wichtigste Wirkungen

Stoppt Gebärmutterblutungen · Reguliert die Funktion der Geschlechtsorgane · Reguliert die Schei-
densekretion · Lindert Ausfluss · Setzt Energie frei ·
Wärmt den Körper · Scheidet Gifte aus · Lindert Re-
gelbeschwerden · Steigert die sexuelle Energie.

Wichtigste Anwendungen

Übermäßige und unregelmäßige Menstruation · Mittelschmerz (Schmerzen beim
Eisprung) · Mastose · Ausfluss · Gebärmutterblutungen · Hämorrhoiden · Prostataprobleme · Impotenz · Schleimbeutelentzündung · Sexuelle Schwäche · Entzündungen im Unterleib · Scheidentrockenheit.

*Dieser Punkt kann allein oder in Verbindung mit den umgebenden Punkten sti-
muliert werden. In letzterem Fall massieren Sie die Oberlippe senkrecht, von
Punkt 7 zu Punkt 113.*

300 Nieren, Lendenbereich, Zeigefinger

Dieser Punkt nützt vor allem bei Nierenproblemen, Lendenschmerzen und sexuellen Problemen.

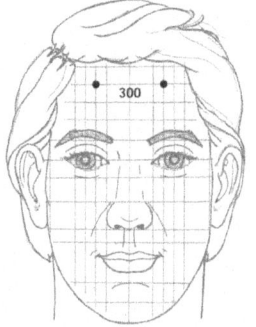

Wichtigste Wirkungen
Kräftigt die Nieren · Weckt die sexuelle Energie ·
Erleichtert die Erektion · Lindert Nierenschmerzen · Lindert Lendenschmerzen · Lindert Schmerzen am Zeigefinger.

Wichtigste Anwendungen
Nikotinabhängigkeit · Lendenschmerzen · Neuralgie · Häufiges Wasserlassen in der Nacht · Körperliche Müdigkeit · Geschwächte sexuelle Energie.

*Dieser Punkt wird waagerecht mit dem Kugelschreiber oder dem Gelenk des ab-
gebogenen Zeigefingers massiert.*

113

342 Wirbelsäule, Dickdarm, Lenden

Dieser Punkt ist äußerst wirkungsvoll bei Hexenschuss. Sie müssen ihn von den ersten Anzeichen
an stimulieren.

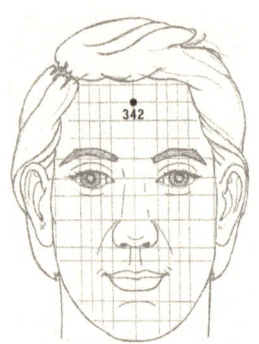

Wichtigste Wirkungen
Lindert Schmerzen der Wirbelsäule · Wärmt die
Fußsohlen.

Wichtigste Anwendungen
Lendenschmerzen · Hexenschuss · Blähungen ·
Kalte Füße.

*Die Punkte 126 und 342, die beide für den unteren Rücken stehen, werden im
Allgemeinen mit einer Bewegung stimuliert: Von oben nach unten mit kurzen
Bewegungen stimulieren. Dann über die Stirn und die Nase abwärts klopfen,
wieder nach oben zurückkehren und mit dem Punkt 0 enden.*

365 Zehen, After, Scheitel, Nacken, Hinterkopf

Das besondere an diesem Punkt ist, dass er vom Kopf bis zu den Füßen Wirkung zeigt und sowohl Kopfschmerzen als auch eine verletzte Zehe versorgt.

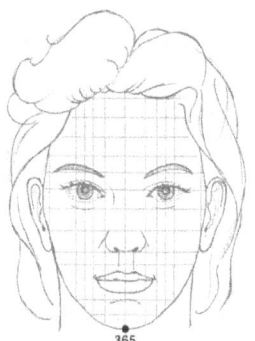

Wichtigste Wirkungen

Reguliert die Muskelkontraktion · Reguliert die Darmperistaltik · Kräftigt · Lässt den Blutdruck steigen · Reguliert die Sekretionen.

Wichtigste Anwendungen

Durchfall · Hämorrhoiden · Schmerzen in den Füßen · Hexenschuss · Ischias · Schmerzen im Gesäßbereich · Blasenentzündung · Darmschmerzen.

So wie Punkt 126 am Haaransatz verläuft, erstreckt sich dieser Punkt zu beiden Seiten entlang des Unterkiefers. Der empfindliche Punkt wird Ihnen genau die betroffene Stelle zeigen. Die große Zehe liegt am nächsten an der Mitte und die kleine am weitesten außen.

461 Ferse, Knöchel

Dieser Punkt liegt unten auf der Wange, am Rand des Kiefers. Wenn Sie sich den Knöchel vertreten, sollten Sie diesen Punkt sobald wie möglich stimulieren. So können Sie sich die unangenehmen Folgen einer Verstauchung ersparen (Schmerzen, Schwellung usw.).

Wichtigste Wirkungen
Lindert Schmerzen an der Ferse, am Knöchel · Senkt den Blutdruck.

Wichtigste Anwendungen
Bluthochdruck · Schmerzen in der Ferse · Schmerzender Knöchel · Verstauchung · Ischias.

Dieser Punkt kann mit der Spitze des Rollers, mit dem Gelenk des abgebogenen Fingers oder mit dem abgerundeten Ende des Kugelschreibers stimuliert werden.

560 Lenden, Nieren

Dieser Punkt ergänzt Punkt 126, der nicht weit entfernt liegt.

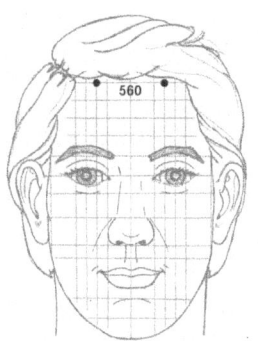

Wichtigste Wirkungen
Lindert Lendenschmerzen · Lindert Nierenschmerzen · Reguliert die Ausscheidung.

Wichtigste Anwendungen
Hexenschuss · Schmerzen im Oberkopf · Probleme beim Urinieren · Inkontinenz · Bettnässen · Prostatabeschwerden · Hämorrhoiden · Schmerzen im Steißbein.

Dieser Punkt muss gleichzeitig mit 126 stimuliert werden, und zwar mit kleinen waagerechten Strichen in Richtung der Haarwurzel.

Therapeutisches Lexikon

Die Behandlung häufiger Beschwerden

Achtung!
Wir möchten Sie noch einmal darauf hinweisen, dass Dien Cham alleine nicht ausreicht, um eine ernste Krankheit oder eine Person, die eine schwere Krankheit überstanden hat, zu behandeln.

Sehr wichtig: Rufen Sie im Notfall den Notarzt! Allerdings können Sie, während Sie auf den Arzt warten, einem Patienten bereits mit Dien Cham helfen, ohne seine Situation zu verschlechtern. Das ist in jedem Fall besser, als gar nichts zu tun. In vielen Fällen hat diese Methode geholfen, Leben zu retten.

Zu jeder der nachfolgend vorgestellten – alphabetisch geordneten – Gesundheitsstörungen werden die wichtigsten Punkte anhand einer Zeichnung gezeigt. So können Sie mit einem kurzen Blick erfassen, welche Bereiche Sie stimulieren müssen.

Es sind auch einige grau schattierte Bereiche eingezeichnet, die genauso stimuliert werden wie die Punkte.

Bei jeder Gesundheitsstörung finden Sie kurze Erläuterungen und praktische Ratschläge.

Und denken Sie daran: Sie können Dien Cham auch anwenden, wenn Sie Ihren speziellen Kugelschreiber oder den Roller nicht dabei haben. Verwenden Sie dann einfach Ihre Finger oder irgendeinen Gegenstand mit abgerundetem Ende. Meist reicht das aus.

Abwehrkräfte

63, 7, 6, 22, 113, 127, 37, 0
oder **60, 61, 37, 50, 113, 127, 156, 17, 0**

Sehr viele Menschen leiden unter einer Immunschwäche. Das reicht von ständig kränkelnden Kindern, die »alles aufschnappen«, bis hin zu Menschen mit einer Krebserkrankung, einer Autoimmunkrankheit oder AIDS. In all diesen Fällen unterstützt die regelmäßige und gründliche Stimulierung dieser Punkte den Organismus bei seinen Anstrengungen, gegen Erkrankungen zu kämpfen.

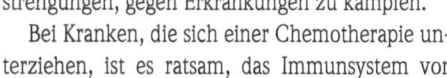

Bei Kranken, die sich einer Chemotherapie unterziehen, ist es ratsam, das Immunsystem vor und nach jeder Behandlung zu stimulieren. So kann die Therapie bessere Wirkungen erzielen, und die natürlichen Abwehrkräfte werden gestärkt, sodass die Chancen für eine Genesung steigen.

Der Schutz des Immunsystems sollte jedem Menschen wichtig sein, denn von dessen Schlagkraft hängt unsere Gesundheit ab. Es ist wirklich besser, die natürlichen Abwehr- und Regulierungskräfte unseres Körpers zu fördern, als sich nur auf den Kampf der Medizin gegen die unzähligen »Feinde« unseres Organismus zu verlassen (wobei dieser Kampf zweifellos mitunter überlebenswichtig ist). Unser Körper weiß genau, was zu tun ist, und erledigt es sehr gut, wenn wir ihn unterstützen und ihm erlauben, aktiv zu werden!

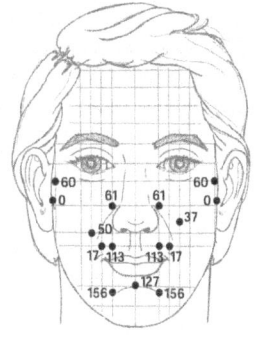

Diese Punkte werden in der angegebenen Reihenfolge bei Müdigkeit, Epidemien (Grippe usw.) und in jeder Situation, die unsere Abwehrkräfte schwächen kann (Überanstrengung, Stress), stimuliert. Reiben Sie auch kräftig mit Zeige- und Mittelfinger ober- und unterhalb des Mundes.

Akne, Komedo (Mitesser)

37, 38, 39, 63, 124, 127, 0
oder **60, 61, 3, 156, 143, 0**

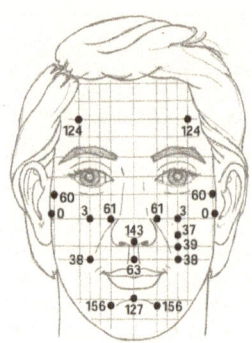

Wenn Sie unter hartnäckiger Akne leiden, sollten Sie auch eine Ernährungsumstellung in Erwägung ziehen, also mehr Ballaststoffe (Obst und Gemüse) und weniger Fleisch, Wurstwaren, Süßigkeiten und Milchprodukte zu sich nehmen.

Stimulieren Sie außer den angegebenen Punkten auch die Nasenfalte (die kleine Falte, die vom Nasenloch zum Mundwinkel führt), dazu die auf der Oberlippe liegenden Punkte. Falls das nichts hilft, sollten Sie auch eine eventuell vorliegende Verstopfung (siehe dort) behandeln.

Alkohol (übermäßiger Genuss)

19, 61, 26, 41, 50, 63, 85, 113, 0

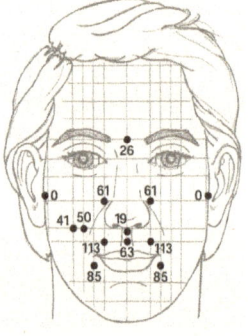

Man kann die Wirkungen einer Mahlzeit, bei der zu reichlich Alkohol genossen wurde, dämpfen, indem man diese paar Punkte zwei oder drei Minuten massiert. So können Ihre Leber und Ihre Bauchspeicheldrüse besser mit dem Übermaß an Arbeit, das Sie ihnen aufhalsen, fertig werden, und Sie machen sie fitter, weil Sie einige der Alkoholwirkungen wegnehmen. Das Ergebnis hängt natürlich von der Alkoholmenge und Ihrem Stoffwechsel ab.

Doch die Verbesserung der Lage ist schnell zu spüren. Nützen Sie das aber nicht aus, indem Sie meinen, nun sei alles erlaubt. Auch wenn die Ausscheidung des Alkohols durch die Stimulierung dieser Punkte während oder nach dem Essen beschleunigt wird, sollten Sie das nicht als Freibrief zum Autofahren nach Alkoholgenuss nehmen. (Der Alkoholtest fällt nicht negativ aus, bevor nicht aller Alkohol aus Ihrem Organismus ausgeschieden ist.)

Alkohol und »Kater«

19, 61, 26, 0

Wenn Sie am Vorabend beim Alkohol ein wenig über die Stränge geschlagen und vergessen haben, die oben angegebene Stimulierung durchzuführen, hilft Ihnen diese einfache Massage, den Kater am nächsten Morgen zu vermeiden und die Nachwirkungen des Alkohols zu unterdrücken.

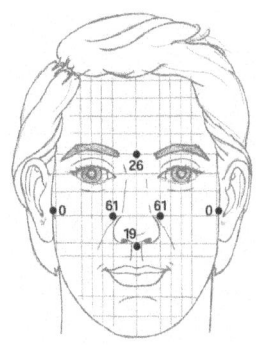

Alkoholismus

26, 74, 85, 127, 50, 41, 113, 0

Die Punkte **0** und **26** helfen, den Alkohol zu vertreiben. Natürlich muss auch die Angst beseitigt werden, die im Allgemeinen Hand in Hand mit Alkoholismus geht. Und es muss eine entsprechende Therapie durchgeführt werden. Allein die Stimulierung der Punkte kann niemanden dazu bringen, das Trinken aufzugeben. Doch wenn ein Mensch sich zu diesem Schritt entschlossen hat, helfen diese Punkte bei der Entgiftung seines Organismus und bei der Dämpfung von Entzugserscheinungen, die – vor allem am Anfang – immer auftreten.

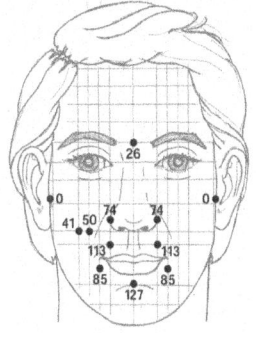

   Entgegen der vorherrschenden Meinung ist es klug, auf Zucker in jeder Form zu verzichten und, wenn möglich, auch auf Kaffee. Ratsam ist eine zusätzliche Einnahme der Vitamine B und C.

Albträume

8, 50, 3, 37, 0

Diese Punkte helfen nach einem Albtraum beim Wiedereinschlafen. Sie sind daher sehr nützlich für Eltern ängstlicher Kinder, die oft nach schlechten Träumen noch lange wach bleiben. Wenn Sie oft Albträume haben, stimulieren Sie die entspannenden und verdauungsfördernden Punkte vor dem Zubettgehen. Das fördert einen friedlichen und erholsamen Schlaf.

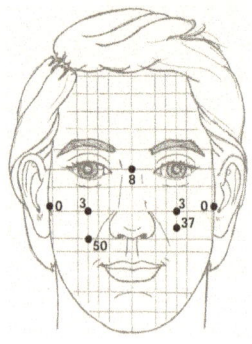

Anämie

37, 124, 103, 34, 19, 0

Diese Störung des Blutbildes, die sich in einem Mangel an roten Blutkörperchen oder in deren geringer Größe zeigt, hängt häufig mit einem Eisenmangel zusammen. Meist sind Frauen davon betroffen (wegen des Blutverlustes während der Menstruation), doch können auch Männer darunter leiden. Zum Krankheitsbild gehören verschiedene Beschwerden wie außergewöhnliche Müdigkeit, Mangel an Abwehrkräften, Blässe, Reizbarkeit, Schwindelgefühl, aber manchmal auch Zittern, Kopfschmerzen, Magenbeschwerden und Juckreiz am ganzen Körper. Achten Sie auf Ihre Ernährung, nehmen Sie genügend Eisen sowie die Vitamine C und B zu sich.

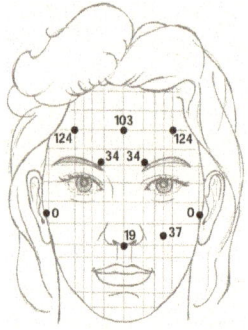

Angina, Halsschmerzen

14, 3, 61, 8, 0

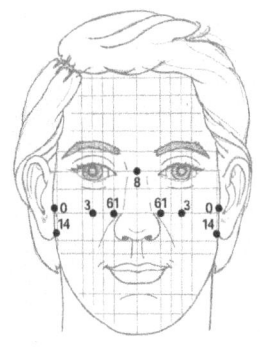

Angina ist eine Entzündung des Halses, die sich leicht auf die Atemwege ausbreiten kann, wenn sie nicht rasch behandelt wird. Oft hat man nach einem unbedeutenden kleinen Schnupfen eine heisere Stimme, wenn sie nicht sogar ganz wegbleibt. Oder Sie haben Ihre Stimme zu stark angestrengt, zu viel oder zu laut geredet. Oder Sie leiden unter einer Entzündung oder einer schmerzhaften Infektion im Hals. Das Schlucken ist dann unangenehm. Die echte Angina lauert Ihnen auf, mit Fieber und allgemeinem Unwohlsein, manchmal als Vorspiel für ernsthaftere Beschwerden. Kümmern Sie sich bereits um die ersten Anzeichen! Die Reizung verschwindet dann bei der ersten Stimulierung der Punkte.

Angina pectoris (siehe auch Herz)

1, 3, 100, 106, 73, 61, 19, 60, 0

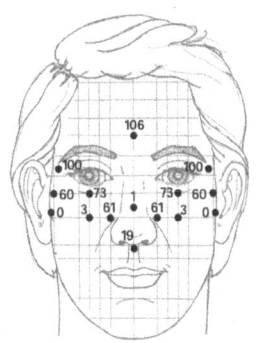

Mit diesen Punkten können Sie den unangenehmen Symptomen der Angina pectoris zu Leibe rücken: schmerzhafte Beklemmung, Atemnot, Erstickungsgefühle, die normalerweise links im Brustkorb angesiedelt sind, die sich aber auch bis in den Hals, den Kiefer und manchmal den rechten Arm ausbreiten können. Die angegebenen Punkte müssen täglich, manchmal auch häufiger, stimuliert werden.

Sie können einen schmerzhaften Anfall auch schneller lindern: Drücken Sie kräftig auf Punkt **19**, reiben Sie dann den angegebenen Bereich, bis der Anfall beendet ist.

Achten Sie aber unbedingt auf die Warnzeichen, die Ihr Körper Ihnen gibt, und suchen Sie unbedingt einen Arzt auf, um eine genaue Diagnose zu bekommen. Überprüfen Sie auch Ihre Ernährung, und bewegen Sie sich mehr!

Ängste

124, 34, 103, 106, 26, 8, 60, 0

Zahlreiche Punkte wirken regulierend und anregend auf das Nervensystem. Ihre regelmäßige oder gelegentliche Stimulierung erweist Ihnen gute Dienste, ohne dass irgendwelche der häufigen unangenehmen Nebenwirkungen auftreten, die Medikamente haben. Wenn Sie nachts unter Angstzuständen leiden, die Sie am Schlafen hindern, stimulieren Sie diese Punkte vor dem Schlafengehen. Die gleichen Punkte helfen Ihnen, wenn Sie im Lauf des Tages einer Situation ausgesetzt sind, die Sie stresst oder Ihnen Angst macht (Examen, wichtiges Gespräch, öffentliche Rede und Ähnliches).

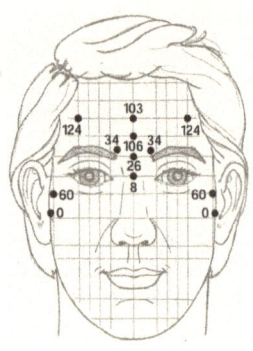

Ängstlichkeit, Lampenfieber

124, 34, 8, 0

Das Stimulieren dieser Punkte, der so genannten Entspannungspunkte, reicht oft aus, um einen Menschen mit Lampenfieber wieder zur Ruhe zu bringen.

Wenn das jedoch nicht reicht, zum Beispiel bei Atembeklemmungen, Ameisen im Bauch und einem Herzen, das zum Hals herauszupochen scheint, fügen Sie folgende Punkte hinzu: **180, 73, 61, 16, 0**.

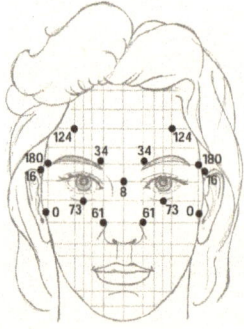

Anorexie

14, 37, 39, 41, 50, 19, 0

Es ist angebracht, auch die Punkte der Entspannung und Stärkung sowie die auf Ängste bezogenen Punkte zu stimulieren. Oft müssen auch endokrine Probleme (Punkte für die Eierstöcke und die Gebärmutter) sowie Verdauungsstörungen behandelt werden. Häufig kehren Appetit und Verdauungsvermögen zurück, wenn diese zuvor gestörten Funktionen wieder in Ordnung kommen.

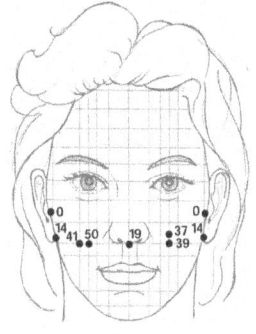

Die allgemeine Behandlung muss regelmäßig durchgeführt werden, wenn möglich zweimal täglich, bis zu einer eindeutigen Besserung. Dann ist es möglich, sich bis zur völligen Genesung auf eine Anwendung täglich zu beschränken. Vor und nach dem Essen ist es gut, die verdauungsfördernden Punkte zu stimulieren (siehe auch Verdauung).

Aphonie (siehe *Stimmverlust*)

Aphten

8, 14, 15, 0

Stimulieren Sie diese Punkte sofort beim Auftreten der Aphten oder anderer Beschweren im Mund. Spülen Sie zusätzlich den Mund mit einer Magnesiumchlorid-Lösung (nach Gebrauchsanleitung), und nehmen Sie leichtere Kost zu sich!

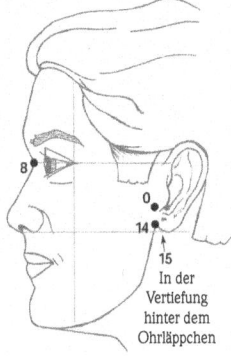

15
In der
Vertiefung
hinter dem
Ohrläppchen

Appetitmangel

14, 41, 50, 19, 37, 39, 0

Appetitmangel zieht häufig (vor allem bei Kindern und älteren oder geschwächten Menschen) einen Mangel an Energie sowie Leber- und Darmstörungen nach sich und führt zu Mängeln, die andere Beschwerden bewirken (Demineralisation, Krampfneigung). Um diese Störungen abzuschwächen, stimulieren Sie die angegebenen Punkte vor den Mahlzeiten.

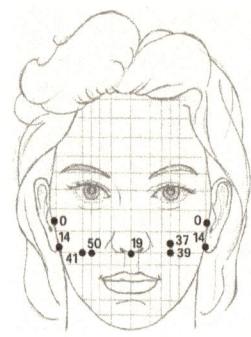

Arthritis

17, 41, 60, 97, 98, 156, 0

Immer die Punkte **37, 38, 39, 61** hinzufügen (siehe auch Arthrose).

Diese Punkte behandeln die Arthritis in ihrer Gesamtheit, mit all ihren entzündlichen Schmerzen. Stellen Sie sich Ihr persönliches Programm zusammen, je nach Ihren Beschwerden. Sie können Ihrem Fall entsprechend folgende Punkte hinzufügen:

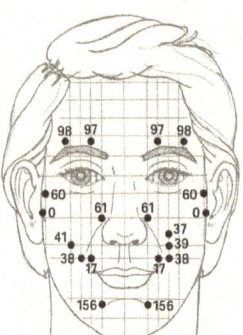

- **34, 51, 65** für Arme und Schultern,
- **130, 100** für Hände und Handgelenke,
- **130, 51** für Beine und Füße,
- **197** für die Knie,
- **98** für die Ellbogen.

Arthrose

17, 41, 50, 60, 98, 156, 0

Wir alle sind in Gefahr, dass uns diese degenerative Krankheit eines Tages erwischt. Heute lässt sich sogar ihr rasches Vordringen bei jungen Leuten feststellen, während einst nur ältere Menschen davon betroffen waren. Ganz offensichtlich trägt unsere Ernährung mit all ihren künstlichen Zusatzstoffen und ihrem Übermaß an Süßigkeiten die Schuld. Das sind alles Faktoren, die zu einer Übersäuerung führen. Auch das Tempo des modernen Lebens (das ebenfalls übersäuert) und der Mangel an körperlicher Betätigung, der immer schädlich ist, tragen dazu bei.

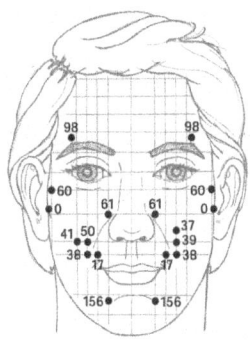

   Die angegebenen Punkte helfen, die Schmerzen zu lindern und verbessern Ihren Allgemeinzustand. Beginnen Sie wieder mit einem Minimum an Bewegung, und stellen Sie Ihre Ernährung um.

Arthrose der Arme und Schultern

65, 34, 51, 17, 60, 156, 0

Wenn die Arthrose sich bei Ihnen auf Arme und Schultern beschränkt, reichen diese Punkte aus. Wenn nicht, nehmen Sie die anderen entsprechenden Punkte hinzu.

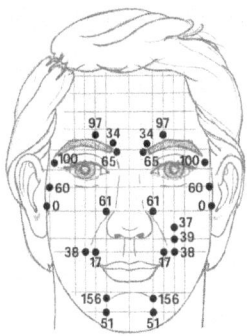

Arthrose der Gelenke

97, 156, 100, 17, 41, 197, 0

Passen Sie die Behandlung Ihren Beschwerden an.
All diese Punkte können, müssen aber nicht zur
Grundbehandlung der Arthrose hinzugefügt werden. Entscheiden Sie ganz nach Ihrem Empfinden. Zögern Sie nicht, zwei oder drei Anwendungen pro Tag durchzuführen, bis die Besserung anhält.

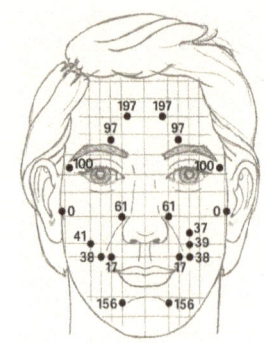

Arthrose der Hände und Finger

130, 17, 100, 156, 0

Zu den oben angegebenen Punkten können Sie
noch die zu den einzelnen betroffenen Fingern gehörigen Punkte hinzufügen (siehe Finger). Beachten Sie auch die anderen für Arthrose empfohlenen Behandlungen.

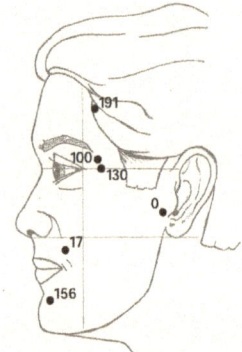

Arthrose der Hüfte

63, 17, 41, 156, 0

Stimulieren Sie außer diesen Punkten auch die Nasenlöcher: Reiben Sie den fleischigen Teil der Nasenlöcher energisch mit den Fingern oder einem Kugelschreiber.

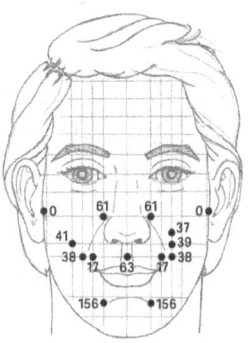

Es ist wichtig, diese gefürchtete Form der Arthrose so früh wie möglich zu behandeln, um zu verhindern, dass nur noch ein chirurgischer Eingriff helfen kann. Das ist möglich, allerdings nur, wenn die Erkrankung noch nicht zu weit fortgeschritten ist. Beachten Sie auch die zuvor gegebenen Ratschläge zur Arthrose, und fügen Sie die Punkte, die allgemein die Arthrose betreffen, hinzu. Auf jeden Fall werden Sie bald eine Linderung spüren.

Arzneimittelschock

19, 127, 0

Diese beiden Punkte können bei einem Schock Leben retten, egal, ob der Schock durch die Aufnahme von nicht vertragenen Medikamenten (etwa bei allergischem Schock auf eine örtliche Betäubung) hervorgerufen worden ist oder durch eine andere für den Organismus giftige Substanz (verschiedene Drogen, Alkohol, chemische Produkte). Doch sollten Sie sich dadurch nicht abhalten lassen, so schnell wie möglich einen Arzt zu rufen: Beginnen Sie sofort die Punkte zu stimulieren, und rufen Sie umgehend den Notarzt.

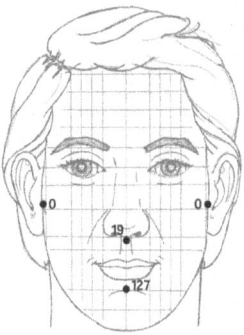

Asthenie

124, 34, 1, 45, 60, 61, 19, 17, 127, 22, 6, 0

Die Asthenie entspricht einem andauernden Zustand körperlicher und nervlicher Erschöpfung.

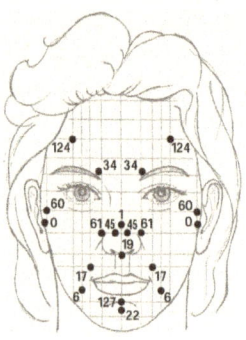

Die Stimulierung der genannten Punkte bringt die Energie zurück, weil sie den Energiefluss im ganzen Körper fördert. Sie mobilisiert die Gehirnfunktionen und unterstützt die Abwehrkräfte. Es ist empfehlenswert, alle Punkte zu stimulieren. So werden in den meisten Fällen auch die Beschwerden, die der Asthenie zugrunde liegen können, behandelt. Außerdem ermutigt das rasche Ergebnis zum Durchhalten.

Asthma

26, 19, 3, 61, 17, 37, 60, 0

Diese Punktfolge kann so oft wie nötig im Wechsel mit den nachfolgend genannten durchgeführt werden. Wählen Sie nach einigen Versuchen diejenige Folge aus, die Ihnen am besten behagt, oder stellen Sie sich aus den angegebenen Punkten ein persönliches Programm mit den empfindlichsten Punkten zusammen. Führen Sie die Behandlung wenigstens einmal täglich durch.

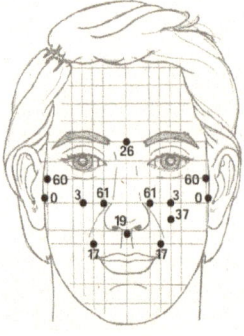

Stimulieren Sie Ihre Punkte bei den ersten Anzeichen von Atemlosigkeit oder Atemnot. Sie werden mit Erstaunen feststellen, wie Ihre Anfälle sich legen, seltener auftreten und schließlich ganz verschwinden.

Hier zwei weitere mögliche Punktfolgen:

14, 37, 39, 50, 3, 61, 0   **60, 85, 87, 51, 113, 19, 0**

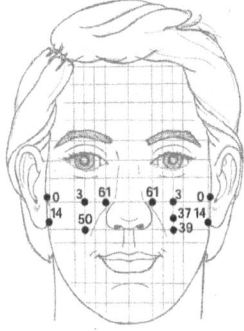

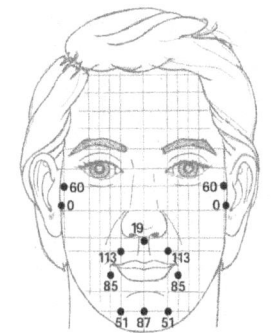

Asthmaanfälle

19, 61, 3, 14, 37, 50, 43, 300, 0

Einen Asthmaanfall darf man nie auf die leichte
Schulter nehmen. Er ist nicht nur unangenehm,
sondern kann auch ernste Folgen haben, wenn
man nicht rechtzeitig eingreift.

Beginnen Sie, möglichst gleich zu Beginn des
Anfalls, Punkt 19 kräftig zu stimulieren, und dann
die anderen angegebenen Punkte. Die Chancen
stehen gut, dass der Anfall aufhört. Wenn das
nicht der Fall ist, führen Sie trotzdem Ihr gewohn-
tes Programm durch. Die Linderung kommt
schrittweise, wenn Sie Ihr Asthma täglich behandeln.

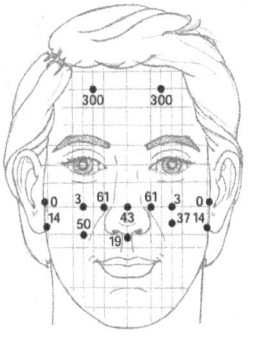

Wichtig: Auf keinen Fall dürfen Sie mit der ärztlichen Behandlung aufhören!
Dien Cham ist eine Ergänzung, kein Ersatz! Es kann aber durchaus so helfen, dass
Sie immer seltener auf einen Arzt zurückgreifen müssen.

131

Atemlosigkeit

34, 8, 0

Mit diesen Punkten kommen Sie wieder zu Atem, zum Beispiel nach dem Treppensteigen oder Joggen. Es genügt, die Punkte zu stimulieren, um den Herzrhythmus zu verlangsamen. Für Sportler ist das besonders interessant, denn die Punkte sind leicht zugänglich und können daher sogar während eines Wettkampfes stimuliert werden. Massieren Sie den Bereich vor den Ohren besonders intensiv.

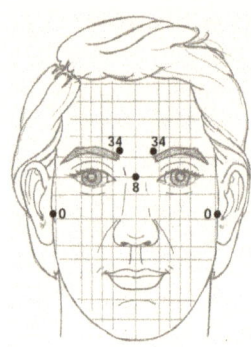

Augen (Ermüdung)

73, 3, 34, 103, 130, 0

Wenn man die Augen zu lange angestrengt hat, zum Beispiel durch stundenlanges Arbeiten am Computer, kann beim Schließen der Augen ein dumpfer Schmerz im Augenhintergrund oder manchmal sogar ein Brennen auftreten. Häufig gehen damit Reizbarkeit oder Konzentrationsschwierigkeiten einher. Diese Form der Augenbeschwerden darf man nicht mit einer Bindehautentzündung verwechseln. Die Ursachen für die Überanstrengung der Augen sind Schlafmangel, Überlastung, mitunter auch eine schlechte Beleuchtung am Arbeitsplatz.

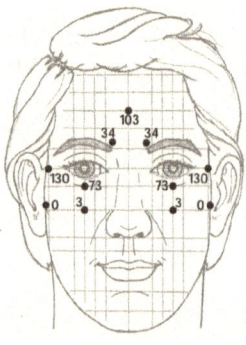

Massieren Sie die genannten Punkte möglichst sofort, wenn die Müdigkeit beginnt, Ihren Blick leicht zu trüben. Am besten machen Sie dann auch gleich eine längere Pause. Und versuchen Sie, die Ursachen abzustellen!

Augendruck, erhöhter

16, 51, 0

Hier handelt es sich um einen örtlichen Hochdruck, der gefährlich für Ihr Sehvermögen ist, eine häufige Komplikation bei Bluthochdruck. Beachten Sie also unbedingt die von Ihrem Arzt gestellte Diagnose. Folgen Sie seinen Ratschlägen, und stimulieren Sie ergänzend die hier angegebenen Punkte.

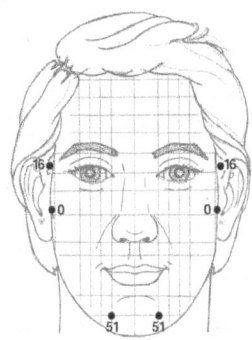

Ausfluss (siehe *Weißfluss*)

Ausschlag (siehe *Juckreiz*)

Auswurf

37, 3, 26, 0

Es gibt Atemwegserkrankungen, bei denen geraten wird, den Auswurf – die Ausscheidung von übermäßigem Schleim – zu erleichtern. Dies gilt für bestimmte Arten von Bronchitis (mit trockenem Husten), Asthma oder Raucherhusten.

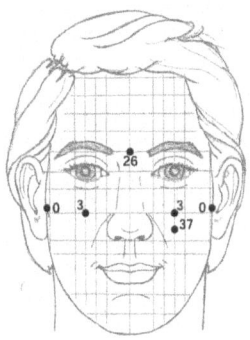

B

»Bäuerchen« beim Baby fördern

126, 19, 0

Die leichte Stimulierung dieser Punkte mit einer
Fingerspitze rufen das berühmte Bäuerchen hervor, auf das jede Mutter so sorgfältig achtet.

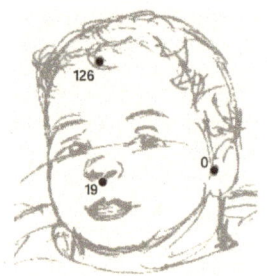

Beine, schwere

37, 39, 127, 51, 0

Eine Tätigkeit, bei der Sie viel stehen oder sitzen
müssen, und gleichzeitiger Mangel an Körpertrai-
ning verstärkt Durchblutungsprobleme. Zusam-
mengenommen ist das die häufigste Ursache für
das Gefühl, bleischwere Beine zu haben. Es macht
sich bei der geringsten Anstrengung (Treppensteigen, Einkaufen oder im Haushalt) bemerkbar. Dieses Phänomen, das immer noch mit zu vielem Sitzen in Verbindung gebracht wird, kann auch auf
eine zu geringe Lebertätigkeit oder eine Überanstrengung des Wadenmuskels (Wadenkrämpfe)

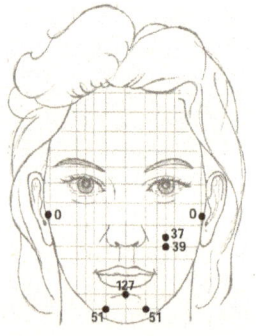

zurückzuführen sein, vor allem bei Menschen, die beruflich gezwungen sind,
stundenlang auf der Stelle zu stehen, wie beispielsweise Verkäuferinnen.

Dien Cham ist in diesem Fall von unschätzbarem Wert, weil es die örtliche
Durchblutung wieder in Schwung bringt und Stauungen auflöst. Stimulieren Sie
die Punkte mehrmals während des Tages und unbedingt am Ende des Tages, weil
Sie sich dann besser erholen und ausruhen können.

Beklemmung (Gefühl der Beklemmung)

180, 73, 61, 3, 0

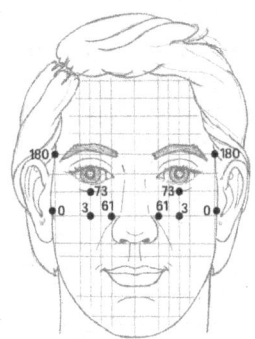

Die Stimulierung dieser Punkte, die das Sonnengeflecht lösen, genügt meist, um das unangenehme Gefühl der Beklemmung zu lindern, ganz
gleich, was die Ursache ist. Schenken Sie diesem
Symptom die nötige Aufmerksamkeit, und lassen
Sie bei Ihrem Arzt abklären, dass sonst alles in
Ordnung ist.

Diese Punkte führen häufig zum Schwitzen.

Besenreiser (siehe *Durchblutung*)

Bettnässen

124, 34, 87, 19, 43, 45, 37, 300, 0
oder **126, 103, 1, 50, 37, 87, 60, 0**
Vereinfachte Methode: **87, 51, 0**

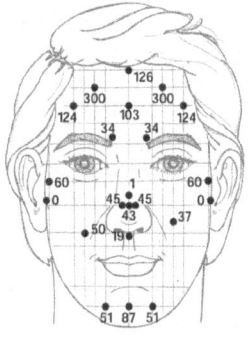

Im Gegensatz zur allgemeinen Annahme beruht
dieses Problem häufig auf allergischen Ursachen
(darüber gibt es eine Studie von Dr. J.C. Breneman
vom American College of Allergists). Die psychologischen Probleme, denen man meist die Schuld
gibt, sind oft nur die Folgen dieser unangenehmen, entwürdigenden Situation, für die das Kind
nichts kann. In der genannten Studie werden
Kuhmilch, Eier, Schokolade und Zitrusfrüchte als
Hauptauslöser genannt.

Versuchen Sie, neben der Stimulierung der genannten Punkte, die Ursache dieser Allergie festzustellen, und vermeiden Sie die fraglichen Lebensmittel. Der Verzehr von Wachteleiern (in Reformhäusern häufig als Gelatinekapseln angeboten)
führt oft zu einer raschen Lösung des Problems.

Bindehautentzündung

73, 180, 130, 100, 16, 51, 50, 38, 17, 7, 0

Bei dieser schmerzhaften Entzündung sehen die Augen rot und feucht aus. Die Bindehautentzündung kann durch Allergien oder durch winzige Partikel in der Luft ausgelöst werden.

Widerstehen Sie vor allem der Versuchung, sich die Augen zu reiben, und stimulieren Sie die angegebenen Punkte so oft und so lange wie möglich.

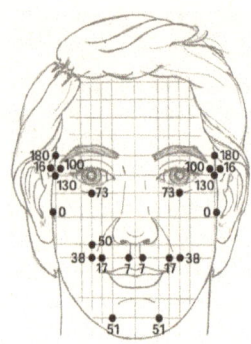

Blähungen

41, 50, 38, 127, 37, 0

Wir fassen hier die Beschwerden, die bei Luftansammlungen im Magen oder im Dickdarm auftreten, zusammen, da sie mit den gleichen Punkten behandelt werden. Lange hat man geglaubt, dass das Luftschlucken mit der übermäßigen Vergrößerung einer Lufttasche im Magen zu tun hätte. Das stimmt aber nicht. Die Luft passiert den Mageneingang nicht: Sie wird bereits im unteren Teil der Speiseröhre zurückbefördert. Blähungen sind meist mit nervlichen Faktoren verbunden und können auch das Anzeichen von ernsten Verdauungsprob-

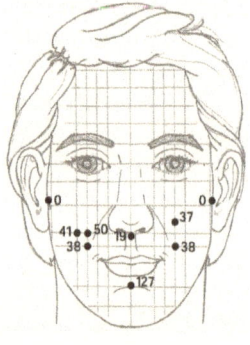

lemen sein (Gastritis, Magengeschwür oder Zwölffingerdarm-Hiatushernie, Gallensteine, manchmal Dickdarmentzündung oder Wurmbefall).

Hinweis: Nach einem chirurgischen Eingriff ist es manchmal schwierig, Luft aus dem Darm freizusetzen. In dieser Situation gibt es ein einfaches Mittel: die Stimulierung der Punkte **38, 19**, die zwischen einer und mehreren Minuten dauern kann, bis das gewünschte Ergebnis erzielt ist.

Blasenentzündung

61, 19, 87, 63, 50, 7, 17, 0

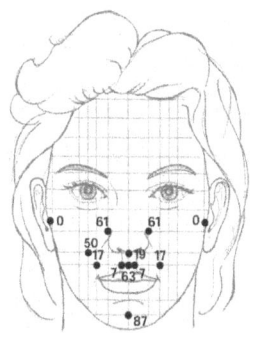

Diese Entzündung der Harnblase geht oft mit einer Kolibakterieninfektion einher. Sie zeigt sich in häufigem Harndrang, verbunden mit Schmerzen beim Wasserlassen. Sie werden erstaunt sein, wie schnell die Beschwerden nachlassen, wenn Sie diese wenigen Punkte stimulieren! Wählen Sie die eine oder andere Variante (siehe oben und nachfolgend), die Ihnen am besten zusagt, und wiederholen Sie die Anwendungen bis zum Abklingen der Beschwerden. Trinken Sie viel heißes Zitronenwasser, und behandeln Sie die Darminfektion.

Tonerde und Magnesiumchlorid (beides nach Gebrauchsanleitung anwenden) können zusätzlich helfen. Grundsätzlich muss man bei Blasenentzündung sehr viel trinken.

Hier die beiden Varianten der Dien-Cham-Behandlung. Die erste können Sie anstelle der obigen anwenden, die zweite ist für den Notfall beziehungsweise für die schnelle Abhilfe gedacht:

61, 63, 7, 113, 127, 51, 87, 73, 0

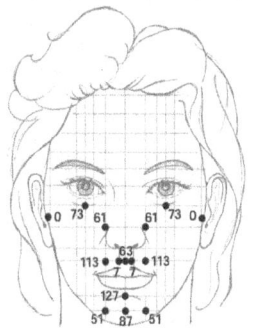

22, 17, 156, 0

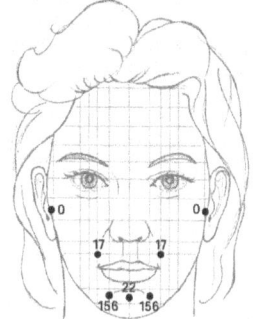

Blutdruck, zu niedriger

50 19, 103, 0
Zu niedriger Blutdruck kann die Ursache für
Schwäche, Sehstörungen und sogar Ohnmachts-
anfälle sein. Wenn Sie spüren, dass Ihnen schwarz
vor Augen wird, legen Sie sich sofort hin, und stimulieren Sie die angegebenen Punkte.

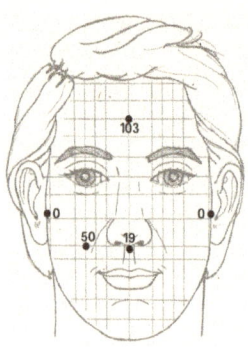

Hinweis: Punkt **0** hat eine regulierende Wirkung.
Deshalb ist er auch als Abschluss jeder Behandlung
wichtig: wenn Sie zum Beispiel bei einem Menschen mit zu hohem Blutdruck irrtümlich einen
Punkt zur Blutdrucksteigerung stimuliert haben.

Bluthochdruck

15, 61, 8, 26, 106, 3, 0
Zu hoher Blutdruck wird meist durch eine Ernährung, die zu reich an tierischen Fetten ist, durch Alkohol, Tabak oder Salz ausgelöst. Er ist oft erblich
und betrifft einen von zehn Über-50-jährigen. Er
zieht eine ganze Reihe von Symptomen nach sich,
zum Beispiel Kopfschmerzen (vor allem im Hinterkopf), Schwindel, Schlaflosigkeit, Herzklopfen, Ohrensausen, Sehstörungen, nächtliche Atembeklemmungen, Schmerzen im Brustraum oder Verstopfung. Zahlreiche Erkrankungen können daraus entstehen, zum Beispiel Nierenprobleme, Schilddrü-
senprobleme, hormonelle Störungen, Arteriosklerose, nervöse Spannung, Überanstrengung und vieles mehr.

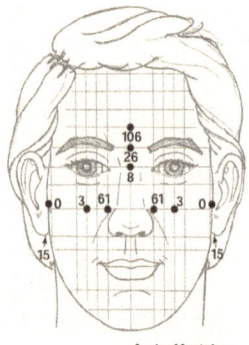

In der Vertiefung
hinter dem
Ohrläppchen

   Punkt **8** ist ganz speziell gegen Bluthochdruck. Zusätzlich zu den anderen können Sie ihn jedes Mal stimulieren, wenn Sie spüren, dass Ihr Blutdruck steigt oder
Ihr Herzschlag sich beschleunigt.

Hier eine einfache Methode, die Sie bei plötzlichem Ansteigen des Blutdrucks anwenden sollten:

Schattierte Bereiche und 15

Bei plötzlichem Blutdruckanstieg infolge von Stress oder aus einem anderen Grund, wenden Sie sofort diese einfache Massage an, die leicht im Gedächtnis zu behalten ist. Wenn Sie unter Bluthochdruck leiden, sollten Sie diese schnelle Hilfsmöglichkeit sofort lernen, damit Sie überall und zu jeder Zeit darauf zurückgreifen können.

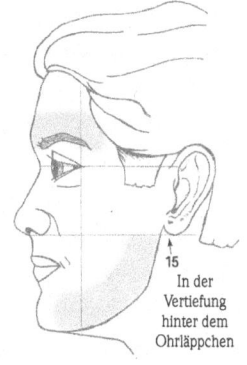

15
In der
Vertiefung
hinter dem
Ohrläppchen

Mit dem Roller oder den Fingerspitzen reiben Sie die angegebenen Zonen und drücken dabei zunehmend stärker auf. Geben Sie nicht auf, wenn es ein bisschen wehtut: Diese Zonen sind aufgrund Ihrer Gesundheitsstörung empfindlich. Reiben Sie dann das Kinn auf die gleiche Weise.

Beenden Sie die Behandlung mit der Stimulierung des Punktes **15**, bis Ihr Blutdruck wieder in Ordnung ist (das kann fünf bis zehn Minuten dauern).

Diese einfache Technik kann zwei- bis dreimal täglich angewendet werden, um eine natürliche Regulierung des Bluthochdrucks zu erreichen.

Blutungen

16, 61, 17, 7, 50, 6, 37, 124, 34, 287, 0

Diese Punkte können eine Blutung stoppen (bis auf verletzungsbedingte): Blutungen des Magens, zu starke Menstruation, Nasenbluten, Hämorrhoiden, Zahnfleischbluten und Ähnliches.

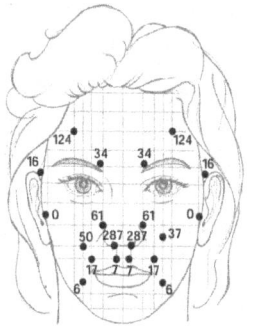

Punkt **0** und **287** stoppen speziell Gebärmutterblutungen (einschließlich Blutungen infolge der Entbindung), weil sie eine Kontraktion der Gebärmutter herbeiführen.

139

Bronchitis

3, 17, 26, 8, 61, 37, 51, 73, 38, 14, 0

Ganz gleich, ob es sich um eine einfache Bronchitis handelt, wie sie im Winter infolge einer Erkältung auftritt, oder um eine chronische Bronchitis aufgrund einer Allergie oder des Rauchens, diese Punkte schaffen eine rasche Verbesserung der Situation.

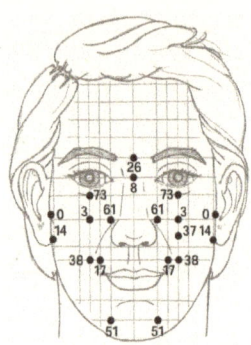

Die Punkte können zeitgleich mit einer ärztlichen Behandlung stimuliert werden, wenn Ihr Zustand (oder der des Kranken) es erfordert. Wenn Sie diese Punkte jedoch von den ersten Beschwerden an, oder noch besser, sofort beim Auftreten der allerersten Symptome, wie Halsweh oder Schnupfen, stimulieren, muss es gar nicht erst zu einer Bronchitis kommen.

Brüste (siehe auch *Mastose*)

73, 7, 113, 39, 60, 0

Diese Punkte entsprechen den Brüsten. Sie können sie bei den verschiedensten Problemen stimulieren: Knoten, Zyste, Mastose, Vergrößerung der Brüste oder auch bei zu kleinen Brüsten.

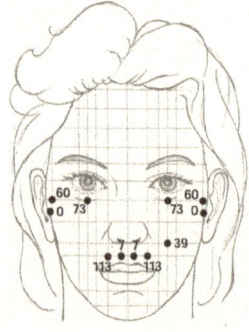

C

Cellulitis

26, 3, 85, 87, 50, 37, 39, 74, 143, 0
oder **85, 87, 22, 0**

Diese Punkte wirken gegen die Tendenz Ihres Organismus, Wasser anzusammeln. Mit einer ausdauernden Stimulierung kann man gegen die von Frauen so gefürchtete Cellulitis nachhaltig angehen.

In manchen Fällen ist es gut, auch die Punkte für das endokrine System (siehe Empfängnisverhütung), die Punkte der Schilddrüse (**8, 14, 15**), der Bauchspeicheldrüse (**7, 113, 63**) und manchmal des Herzens (**3, 19**) zu stimulieren.

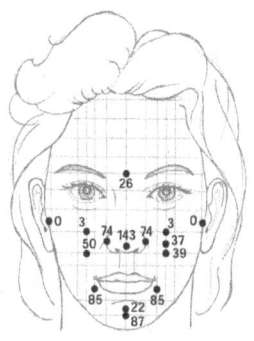

Chakren

365, 127, 19, 1, 8, 26, 103

Die Reflexpunkte, die den sieben Chakren entsprechen, liegen zwischen Kinn und der Mitte der Stirn in folgender Ordnung übereinander:

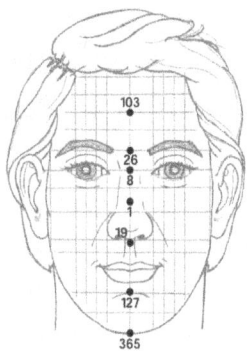

1. Chakra oder Sakral-Chakra: **365**
2. Chakra oder Nabel-Chakra: **127**
3. Chakra oder Wurzel-Chakra **19**
4. Chakra oder Herz-Chakra: **1**
5. Chakra oder Kehl-Chakra: **8**
6. Chakra oder Stirn-Chakra: **26**
7. Chakra oder Kronen-Chakra: **103**

Punkt **103**, der dem Stirn-Chakra oder dem »Dritten Auge« entspricht, stimuliert die Gesamtheit der Chakren – so wie die Hypophyse, die entsprechende endokrine Drüse, eine regulierende Wirkung auf das gesamte endokrine System ausübt.

Chi: den Aufstieg fördern

126, 103, 1, 19, 127, 22, 6, 37, 50, 0

Die Anhänger der Kampfkünste kennen das Chi, das dem japanischen Ki entspricht, und sie lernen, es zu benützen und zu lenken. Es handelt sich um die Lebensenergie, aber es umfasst noch viel mehr (sich damit zu beschäftigen, lohnt sich). Bei Krankheit kann es im Überfluss oder in zu geringer Menge vorhanden sein, es kann blockiert sein oder in bestimmten Bereichen des Körpers fehlen. Ziel jeder Therapie des Chi ist es, das gestörte Gleichgewicht wiederherzustellen, indem man die Energie wieder belebt, wenn sie blockiert ist,

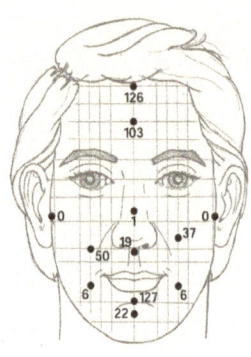

sie wieder dorthin lenkt, wo sie fehlt. Es gibt Fälle, in denen man das Aufsteigen (also die Bewegung nach oben) des Chi fördern sollte, zum Beispiel bei Problemen mit der Blase.

Chi: den Abstieg fördern

26, 3, 51, 87, 14, 15, 0

Es gibt Situationen, in denen man das Chi absteigen lassen, also nach unten abfließen lassen muss, wenn es sich zum Beispiel im Übermaß im Kopf sammelt, wo es häufig die Ursache für Kopfschmerzen ist.

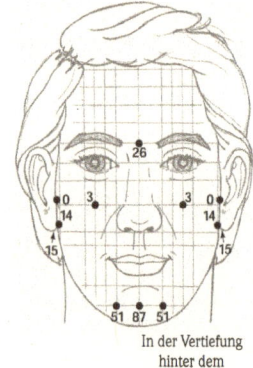

In der Vertiefung hinter dem Ohrläppchen

Cholesterinspiegel senken

41, 50, 37, 113, 7, 233, 0

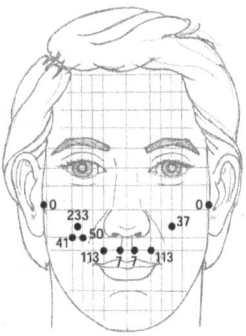

Der Zusammenhang zwischen einem erhöhten Cholesterinspiegel und Herz-Kreislauf-Erkrankungen ist bekannt. Wenn Ihr Cholesterinwert zu hoch ist (vor allem das LDL und die Triglyzeride), sollten Sie nicht nur Ihre Ernährung ändern, sondern auch diese Punkte stimulieren.

Falls Sie außerdem an einer Schilddrüsenunterfunktion leiden, und Ihr LDL und Ihre Triglyzeride trotz geänderter Ernährung nicht sinken, fügen Sie die Stimulierung der Punkte **8**, **15** und **14** hinzu.

143

D

Depression

34, 124, 22, 127, 50, 1, 19, 103, 0

Depressionen sind zu einer häufigen Krankheit geworden, vor allem bei Frauen, die zweimal häufiger betroffen sind als Männer. Die Hauptkennzeichen dieser Krankheit sind Traurigkeit, Mutlosigkeit, Schlaflosigkeit, chronische Müdigkeit, Kopfschmerzen, die Unfähigkeit, sich zu entscheiden und sich zu konzentrieren sowie eine negative Einstellung zu allem, was einen umgibt. Eine Depression vergällt das Leben aller, der Betroffenen und ihrer Umgebung. Oft ist die Ursache jedoch nicht im psychischen, sondern im körperlichen

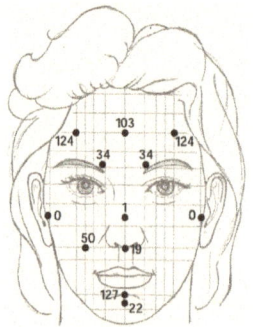

Bereich zu suchen: Das Hormonsystem spielt eine Rolle, aber auch gewisse Nährstoffmängel haben damit zu tun (etwa Tryptophan, Vitamin B6, Folsäure) und häufig eine Unterzuckerung des Blutes.

Die Stimulierung der entsprechenden Punkte hilft, wirksam gegen diese schmerzliche Krankheit zu kämpfen.

Diabetes

7, 63, 113, 37, 39, 0

Ursache des Diabetes ist eine Störung im Kohlen-hydratstoffwechsel. Das Insulin, das Hormon, das von der Bauchspeicheldrüse abgesondert wird, schafft es nicht mehr, den Zuckerspiegel im Blut zu regulieren (deshalb sind bei schweren Fällen von Diabetes Insulinspritzen nötig). Die Zahl der an Diabetes erkrankten Patienten nimmt stetig zu, ebenso wie die Komplikationen, die mit dieser Krankheit einhergehen. Alter und Körpergewicht sind wichtige Faktoren.

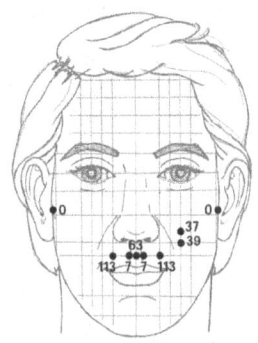

Die angegebenen Punkte stimulieren und regu-lieren die Arbeit der Bauspeicheldrüse. Alle Punkte, die über der Oberlippe lie-gen, haben eine regulierende Wirkung auf die Bauchspeicheldrüse. Auch wenn Sie unter Unterzucker leiden oder eine Neigung zu Diabetes haben, helfen Ihnen diese Punkte. Denken Sie auch nach einer zu üppigen und mit zu viel Alkohol be-gossenen Mahlzeit daran, diese Punkte zu stimulieren!

Wichtig: Diabetes muss von einem Arzt, der auf diese Krankheit spezialisiert ist, behandelt werden! Für Diabetiker ist Dien Cham nur eine zusätzliche – allerdings sehr wirksame – Hilfe.

145

Dickdarmentzündung

127, 63, 19, 61, 0
oder **342, 98, 19, 17, 38, 0**

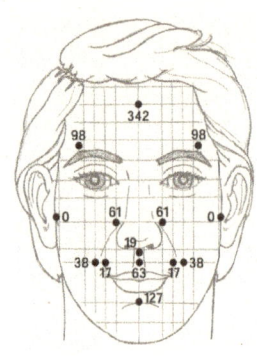

Dickdarmentzündung ist häufig die Ursache für wiederholte Schmerzen im Unterleib, die manchmal von falschem Stuhldrang begleitet sind. Die Dickdarmentzündung kann (muss aber nicht) mit einer »Erkältung« des Bauchs oder einer funktionellen Anomalie des Darms verbunden und von Durchfall begleitet sein. Meist ist sie auf eine falsche Ernährung zurückzuführen, mit zu viel Fleisch und Fleischprodukten und zu wenig pflanzlichen Ballaststoffen.

Die angegebenen Punkte müssen stimuliert werden, wenn kein Durchfall auftritt: Die Schmerzen verringern sich rasch, etwa zwei bis drei Minuten nach der Stimulierung.

Wenn die Dickdarmentzündung mit Durchfall verbunden ist, sehen Sie entweder unter diesem Stichwort nach, oder versuchen Sie es mit den folgenden Punkten: **103, 50, 37, 63, 127, 22, 365, 19, 0.**

Dickdarmentzündung mit Krämpfen

127

Stimulieren Sie diesen Punkt.

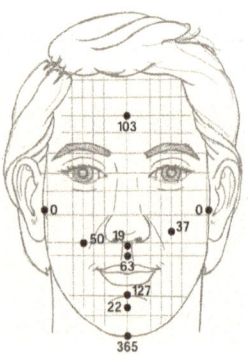

Andere Punktfolge, vor allem, wenn die Dickdarmentzündung mit Stress in Zusammenhang steht:

- **124, 34, 8** (Entspannung),
- dann **61** (entlang der Furche unter der Nase),
- dann wieder **61**, aber diesmal waagerecht, in Richtung auf Punkt **3**,
- Punkt **3** reiben.
- Abgeschlossen wird die Folge mit Punkt **0**.

Drogenprobleme

34, 26, 19, 50, 61, 85, 124, 127, 0

Es ist unmöglich, derart schwierige Probleme allein mit Dien Cham in den Griff zu bekommen! Doch diese Methode kann in der Zeit der Entgiftung beziehungsweise des Entzugs eine wirksame Unterstützung bieten und die Reinigung des Organismus beschleunigen, die Lebensenergie wieder in Schwung bringen und die Entzugserscheinungen lindern. Das bedarf jedoch der Mitarbeit des Betroffenen, der mehrmals täglich die Reflexpunkte im Gesicht massieren muss, sobald er ein Unwohlsein verspürt.

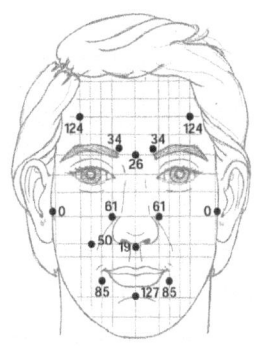

Von den genannten Punkten sind es vor allem die Punkte **61, 124** und **127** die auf die schmerzhaften Entzugserscheinungen einwirken. Punkt **19** fördert die Ausscheidung von Giften. Es ist natürlich möglich und wünschenswert, umfassend einzuwirken, indem die Grundpunkte und die Punkte für die Drainage (siehe Entgiftung) angewendet werden.

Durchblutung (siehe auch *Beine, schwere*)

7, 37, 50, 60, 73, 74, 156, 0

Leiden Sie unter Krampfadern oder Besenreißern? Haben Sie abends schwere Beine? Diese Beschwerden weisen auf einen Mangel an Spannkraft der Venenwände hin. Hier finden Sie Ihre Punkte. Stimulieren Sie diese in der angegebenen Reihenfolge mehrmals im Lauf des Tages. Das ist besonders wichtig, wenn Sie endlose Stunden hinter einem Schreibtisch sitzen oder hinter einem Ladentisch gewissermaßen auf der Stelle laufen müssen.

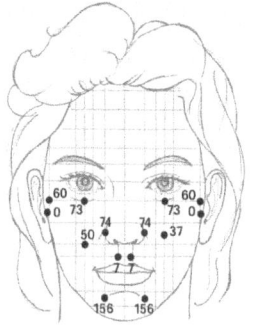

Hinweis: Punkt **0** wirkt in diesem Fall wie ein Venentonikum, das die Kontraktion und Spannkraft der Venen fördert.

Durchblutung des Gehirns

106, 65, 60, 8, 15, 0

Eine gute Durchblutung des Gehirns ist ein Schatz, den Sie bewahren sollten. Denn viele Lebensumstände unseres modernen Lebens tragen dazu bei, sie zu verschlechtern. Das reicht vom Stress über die Essgewohnheiten und den Bewegungsmangel bis hin zum Mangel an erholsamem Schlaf, gar nicht zu reden vom Missbrauch gewisser Substanzen wie Tabak und Alkohol. Auch das Alter spielt bei Durchblutungsstörungen eine gewichtige Rolle. Es ist deshalb wichtig, die Durchblutung so gut wie möglich in Gang zu halten.

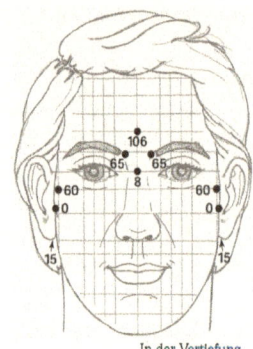

In der Vertiefung
hinter dem
Ohrläppchen

Setzen Sie die angegebenen Punkte bei Beschwerden ein. Die kräftige Stimulierung des Punktes **15** (möglichst mit einer abgerundeten Spitze) hat die sofortige Durchblutung des Gehirns zur Folge.

Durchfall

50, 127, 19, 61, 0

Durchfälle können Zeichen von einer Funktionsstörung des Darms, zum Beispiel einer Dickdarmentzündung, oder die Folge einer Erkältung sein. Doch sie können mitunter auch auf eine schwerere Erkrankung hinweisen, wenn durch Krankheitserreger ein gravierender Verlust an Mineralstoffen auftritt, zum Beispiel bei Magen-Darm-Entzündung, Ruhr, Amöbenruhr oder Cholera.

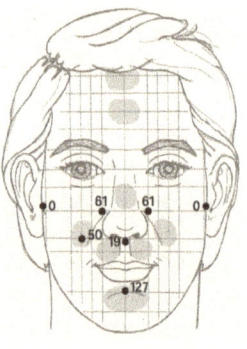

Es gibt zwei Methoden, um infektionsbedingte Durchfälle zu behandeln (neben der angemessenen ärztlichen Behandlung):

1. Die Stimulierung der angegebenen Punkte.
2. Eine einfache Massage um den Mund herum (siehe Zeichnung mit den Pfeilen). Achten Sie

dabei auf die Richtung! (Die Gegenrichtung hilft gegen Verstopfung!)

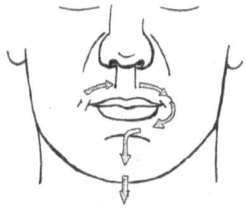

Umrunden Sie mit zwei Fingern der rechten Hand (Zeige- und Mittelfinger, der Daumen stützt sich am Kinn ab) den Mund von links nach rechts, und üben Sie dabei verhältnismäßig kräftigen Druck aus. Landen Sie am Punkt **365**, dem Reflexpunkt des Afters, unten in der Mitte des Kinns. Dort machen Sie eine kurze heftige Geste nach unten, als ob Sie etwas vertreiben wollten. Das Ganze wiederholen Sie etwa 50-mal.

Hinweis: Diese einfache Massage kann die Rettung sein, wenn Sie in einem unpassenden Moment oder an einem problematischen Ort dringend müssen!

Dysmenorrhoe (siehe *Regelblutungen, schmerzhafte*)

Dyspnoe (Atembeschwerden)

26, 19, 3, 38, 87, 0

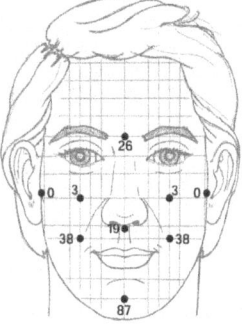

Diese Punkte lindern rasch das unangenehme Erstickungsgefühl, das Dyspnoe genannt wird und im Allgemeinen mit Asthma, asthmatischer Bronchitis oder Tabakabhängigkeit verbunden ist. Es kann aber auch bei einem Krampfanfall auftreten oder einen Angina-pectoris-Anfall begleiten.

Stimulieren Sie die Punkte wenigstens fünf Minuten lang, wenn nötig auch länger. Lassen Sie aber auch das ursächliche Problem ärztlich behandeln!

E

Eierstöcke

7, 22, 37, 63, 87, 113, 65, 73, 156, 0
oder **34, 7, 113, 65, 73, 287, 0**

Diese Punkte ermöglichen die Linderung und die Behandlung der meisten Probleme, die im Bereich der Eierstöcke auftreten: Zysten (siehe nächstes Stichwort), aber auch Funktionsstörungen oder Entzündungen. Die Gesamtheit dieser Punkte hat eine regulierende Wirkung auf das endokrine System, und die Behandlung hilft meist, den Eisprung und die Hormonsekretion wieder in Ordnung zu bringen. Die Zysten verschwinden häufig nach einigen Monaten der Behandlung spontan.

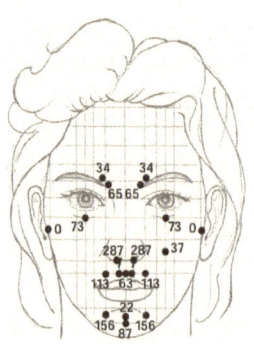

Eierstockzysten (siehe auch *Eierstöcke*)

34, 7, 113, 65, 73, 287, 0

Viele Frauen sind von dieser Gesundheitsstörung betroffen, die oft zu einer schmerzhaften und zu starken Menstruation führt. Ursache ist eine hormonelle Störung oder immer häufiger der Verzehr von Milch, die zu viel Östrogen enthält, weil die Milchkühe (trotz des Verbots) mit Hormonen behandelt wurden.

Wenn diese Massage regelmäßig durchgeführt wird, führt sie in den meisten Fällen zur Zurückbildung der Zysten.

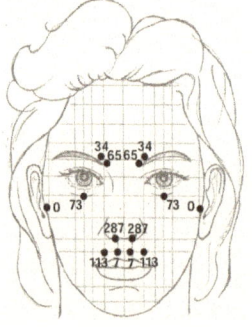

Ekzeme

61, 50, 41, 7, 17, 87, 3, 60, 0
oder **61, 37, 39, 63, 50, 41, 51, 0**
oder **61, 41, 50, 61, 124, 26, 0**

Sie können irgendeine dieser drei Punktfolgen anwenden. Probieren Sie alle aus, und wählen Sie diejenige, die in Ihrem Fall am besten wirkt. Sie können sie auch in täglichem Wechsel anwenden. In Zeiten mit starken Beschwerden, sollten Sie die Punkte mehrmals täglich stimulieren, bis eine Besserung eintritt.

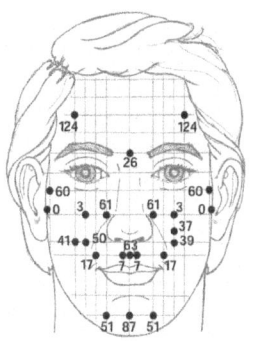

Vermeiden Sie nach Möglichkeit die verschiedenen handelsüblichen Salben, die den Juckreiz lindern sollen. Sie decken im Allgemeinen das Problem nur zu und bereiten den Weg für Asthma!

Entbindung

19, 63, 87, 0

Wenn diese Punkte zu Beginn der Entbindung stimuliert werden, fördert das die Wehen. Das Gleiche gilt unmittelbar nach der Entbindung: Die Stimulierung dieser Punkte ruft eine Kontraktion der Gebärmutter hervor und verringert so deutlich das Risiko einer Blutung.

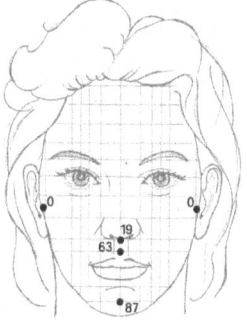

Achtung!
Dieser Punkt darf während der Schwangerschaft nicht stimuliert werden, wenn ein Fehlgeburtsrisiko besteht!

151

Entgiftung

26, 3, 85, 87, 0
oder **7, 19, 26, 38, 50, 61, 85, 124, 87, 0**

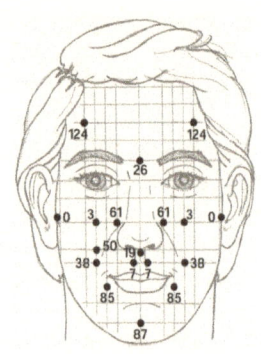

Für eine gute Gesundheit brauchen Sie einen Organismus, der nicht durch ein Übermaß an Giftstoffen geschädigt ist. Entgiften ist daher eine der wichtigen Grundlagen jeder natürlichen und vernünftigen Behandlung.

Heutzutage hat dieses Entgiften eine immense Bedeutung, weil das moderne Leben uns zwingt, in einer verschmutzten Umwelt zu leben und Nahrungsmittel sowie Wasser aufzunehmen, die mit allen möglichen zweifelhaften Stoffen angereichert sind, deren Anhäufung im Lauf der Jahre toxisch wirken kann. Hinzu kommt die Überbelastung, die wir der Leber und den Nieren durch übermäßiges Essen oder Trinken zumuten – und die wir häufig genug nicht durch ausreichende körperliche Bewegung ausgleichen. Deshalb ist es wirklich wichtig, den Organismus bei der Entgiftung zu unterstützen.

Stimulieren Sie die angegebenen Punkte als Entgiftungskur an mehreren Tagen im Monat.

Entspannung

124, 34, 26, 0

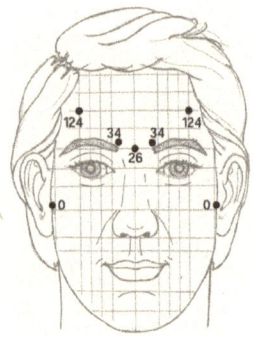

Die Ursache der meisten Krankheiten ist eine Blockade im Energiefluss, die oft auf Stress, nervliche Anspannung, Müdigkeit und Mangel an erholsamem Schlaf zurückzuführen ist. Auch eine zu starke oder zu lang anhaltende nervliche Anspannung schwächt das Immunsystem. Das beste Mittel, um sein Kapital, die Gesundheit, zu erhalten und sich wieder zu erholen, ist Entspannung.

Diese Punkte, zusammen mit den Punkten der Stärkung, sollten Sie jeden Tag stimulieren.

Entzündungshemmende Punkte

26, 3, 50, 17, 38, 14, 16, 61, 60, 0

Man kann diese Punkte als »natürliche entzündungshemmende Mittel« bezeichnen. Ihre Stimulierung, wiederholt und ausreichend lange durchgeführt, bewirkt eine rasche und dauerhafte Linderung von Schmerzen, die auf Entzündungen zurückzuführen sind. Die Dauer der Stimulierung hängt von der erreichten Linderung ab, darf aber nie ein paar Minuten überschreiten.

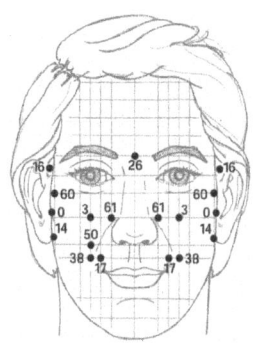

Die Linderung ist nicht nur vorübergehend, sondern die Anwendungen bringen nach und nach eine andauernde Besserung. Oft genügt jedoch auch eine einzige Behandlung.

Epilepsie

19, 26, 50, 63, 103, 0

Diese Punkte müssen täglich stimuliert werden. Die Anfälle kommen dann in immer größer werdenden Abständen, und ihre Heftigkeit nimmt ab.

Wichtig: Setzen Sie die medikamentöse Behandlung auf keinen Fall ab!

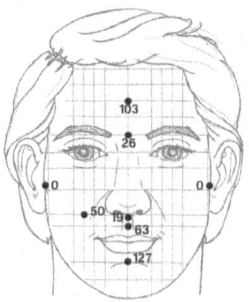

Bei einem akuten Anfall helfen die Punkte:
19, 127, 0

Üben Sie zunächst kräftigen Druck auf Punkt **19** aus. Wenn das nicht ausreicht, fügen Sie **127** und **0** hinzu, und reiben Sie die Ohren des Kranken intensiv.

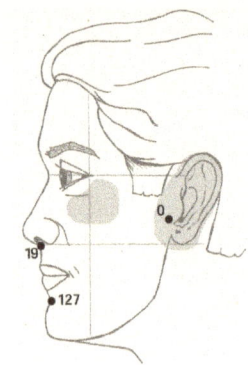

Erbrechen

50, 19, 34, 124, 0

Es gibt verschiedene Ursachen für Erbrechen: übermäßige Nahrungsaufnahme, zu viel Trinken bei einem empfindlichen Magen, manchmal auch ein verdorbenes Nahrungsmittel, Blinddarmreizung, Nierensteine, Magen-Darm-Entzündung, verschiedene Infektionskrankheiten. Mit dem Erbrechen versucht der Körper, die Gifte und den Schleim loszuwerden, die ihn blockieren. Außerdem gibt es natürlich auch noch die Übelkeit in den ersten Schwangerschaftswochen.

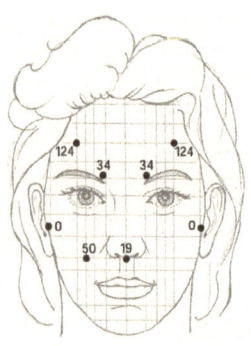

Wenn die Stimulierung der angegebenen Punkte das Erbrechen zum Stillstand bringt, ist das nicht immer die beste Lösung. Es ist manchmal besser, das Erbrechen zuzulassen oder sogar zu fördern, indem man die Nasenspitze stimuliert.

Achtung!
Punkt 19 bei einer Schwangerschaft nicht stimulieren!

Erbrechen hervorrufen: Punkt **19** kann, je nach Fall, das Erbrechen hervorrufen oder stoppen. Diese Eigenschaft ist sehr nützlich, etwa bei einem Kind, das etwas verschluckt hat und vom Ersticken bedroht ist. In diesem Fall muss man den Punkt kräftig stimulieren, dadurch wird der störende Gegenstand wieder ausgespuckt.

Erkältung

50, 127, 19, 3, 61, 34, 124, 0

Erkältungen sind vor allem beim Wechsel der Jahreszeiten gefürchtet. Ohne unbedingt zu einem richtigen Schnupfen oder einer Nasen- und Rachenschleimhaut-Entzündung zu werden, ist eine Erkältung ein Zeichen für ein geschwächtes Immunsystem. In der Traditionellen Chinesischen Medizin sieht man sie als normale Abwehrreaktion des Organismus gegen das Eindringen der negativen Energie, nämlich der Kälte. Hauptsymptome sind tränende Augen, trockene Kehle, Prickeln in der Nase, Fieber.

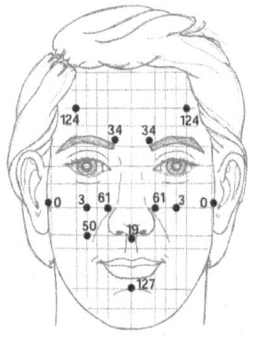

Die Stimulierung der angegebenen Punkte unterstützt den Organismus bei seinen Anstrengungen, sich gegen die Erkältung zu schützen beziehungsweise sie abzuwehren.

Erschöpfung, nervöse

19, 126, 103, 124, 106, 34, 1, 50, 127, 22, 0

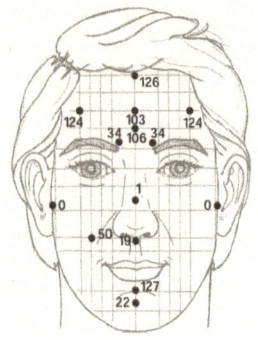

Diese Art der Erschöpfung ist ein Charakteristikum unserer heutigen Lebensweise, bei der »immer besser« auch »immer schneller« bedeutet! Das alles, verbunden mit dem Mangel an beruhigender körperlicher Betätigung (Laufen, Golf oder jede Bewegung an der frischen Luft), gehört zu den Ursachen der Probleme, die mit einem Zustand ständiger Spannung verbunden sind.

Eine Linderung der nervösen Erschöpfung werden Sie mit Sicherheit nicht erreichen, wenn Sie vom Arbeitsplatz aus ins Fitnesscenter sausen und dann danach zu Hause noch die tausenderlei häuslichen Pflichten erledigen. Häufig ist es viel besser, einen kleinen Spaziergang durch den Park zu machen oder irgendeine Aktivität auszuüben, bei der Sie sich wirklich entspannen.

Hüten Sie sich vor Überaktivität! Seien Sie gut zu sich, und stimulieren Sie die angegebenen Punkte.

Erstickungsgefühl

19, 60, 14, 3, 85, 87, 0

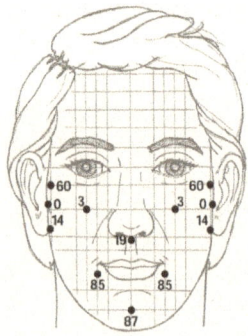

Dieses unangenehme Gefühl kann verschiedene Ursachen haben, die unbedingt medizinisch behandelt werden müssen: Asthma, Bronchitis, Lungenemphysem, Angina pectoris oder Krampfneigung.

Die Stimulierung dieser Punkte ermöglicht eine rasche Linderung, ersetzt aber eine ärztliche Behandlung nicht.

F

Falten

124, 34, 26, 103, 106, 0

Diese einfache Gesichtsmassage bietet – neben der kräftigenden Wirkung – den nicht zu unterschätzenden Vorteil, dass entstehende Falten wieder verschwinden und tiefere Falten gemildert werden. Die Stimulierung der Punkte, die mit den Fingerspitzen, dem Kugelschreiber oder dem Roller durchgeführt wird, lässt Sie gut aussehen, weil sie die örtliche Durchblutung aktiviert.

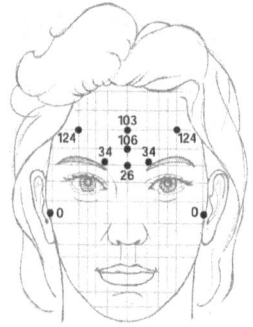

Haben Sie keine Angst, geplatzte Äderchen zu verschlimmern, diese Unannehmlichkeit wird durch die Massage der empfohlenen Punkte für Durchblutungsstörungen sogar abgemildert. Zögern Sie also nicht die Punkte anzuwenden!

Fettleibigkeit

37, 85, 87, 50, 124, 34, 26, 0

Diese Punkte können Schlankheitskuren wirksam unterstützen, weil sie die Ausscheidung von Wasser fördern und seine Ansammlung bekämpfen. Je nach Fall kann es auch nützlich sein, die Anti-Stress-Punkte hinzuzufügen und die Bereiche für die Drüsen zu stimulieren (vor allem bei Frauen). Im letzteren Fall kann die Massage der Zone oberhalb der Oberlippe (jeden Punkt einzeln reiben oder massieren) ebenso wie der Punkte **14** bis **15** (Stimulierung der Schilddrüse) nötig sein. Die Punkte der Kräftigung, die einen geschwächten Stoffwechsel wieder anregen, können auch sehr wirksam sein.

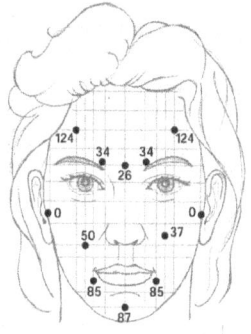

Fieber, fiebrige Erkrankungen

26, 3, 8, 38, 85, 60, 87, 180, 14, 16, 15, 0

All diese Punkte wirken als fiebersenkende Mittel, und Sie können sie ohne Zögern anwenden. Wählen Sie jene, die am besten zu reagieren scheinen, indem Sie ihre Empfindlichkeit testen und die wichtigsten Indikationen berücksichtigen, die ihnen zugeordnet sind. Selbstverständlich muss trotzdem die Krankheit, die Ursache des Fiebers ist, kuriert werden, doch kann die Dien-Cham-Behandlung lindernd wirken und die Anstrengungen des Immunsystems unterstützen.

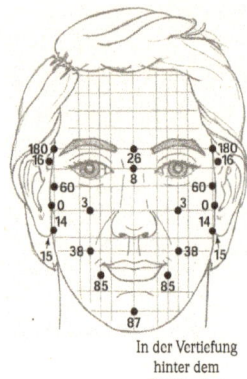

In der Vertiefung
hinter dem
Ohrläppchen

Finger (Abszess, Nagelgeschwür, verschiedene Probleme)

38, 39, 60, 61, 85, 130, 180, 300

Es gibt viele Punkte, die den Fingern zugeordnet sind, zögern Sie nicht, im Fall einer wie auch immer gearteten Verletzung (Bruch, Verstauchung, Verbrennung, Wunde, Abszess, Nagelgeschwür usw.) davon Gebrauch zu machen. Der örtlich freigesetzte Energiefluss erleichtert die Selbstheilung.

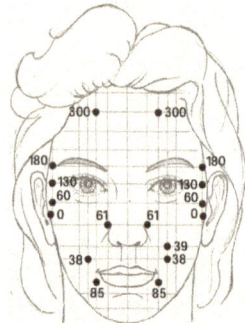

Punkte, die direkt mit den einzelnen Fingern verbunden sind:

- Daumen: **61**.
- Zeigefinger: **185**.
- Mittelfinger: **195**.
- Ringfinger: **177**.
- Kleiner Finger: **191**.

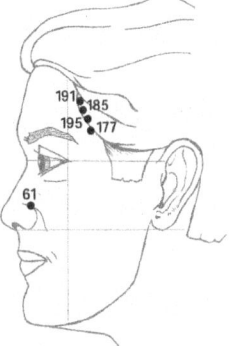

Frigidität

7, 1, 19, 45, 63, 156, 87, 43, 287, 124, 34, 60, 0

Die Ursachen der Frigidität können ebenso vielfältig sein wie ihre Behandlung. Das Problem kann seine Ursache in einer hormonellen Störung haben, aber auch im Verhalten des Partners. Häufig ist die Psyche in erster Linie verantwortlich, daher sollte man dort erst einmal die Lösung suchen. Wenn alles andere in Ordnung ist, kann die Stimulierung der genannten Punkte wirksam helfen.

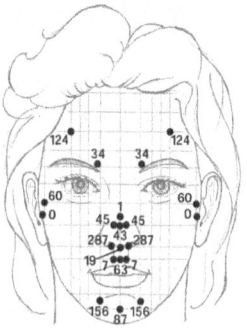

G

Gallenblase (siehe auch *Gallensteine*)

41, 50, 233, 0

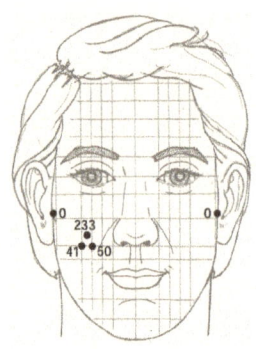

Die Aufgabe dieses kleinen Organs, das seitlich hinter der Leber sitzt, ist es, Galle abzusondern. Wenn Sie diese Punkte mehrmals täglich stimulieren, fördert das die Ausscheidung von Gallensteinen und -gries, die Schmerzen verursachen. Diese Massage regt auch eine träge Gallenblase an, die der Grund für Schlaflosigkeit zwischen 1 und 3 Uhr sein kann.

Selbstverständlich müssen Sie trotzdem Ihre Ernährung umstellen. Ratsam ist es auch, einige Esslöffel Natives Olivenöl extra nüchtern am Morgen einzunehmen, bis die Schmerzen verschwunden sind.

Gallensteine

41, 50, 233, 124, 0

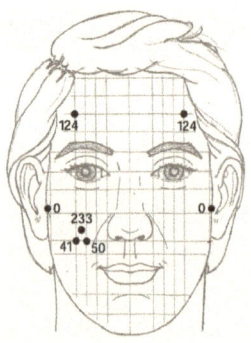

Vielfach kann man die Bildung dieser schmerzhaften Steine durch eine Kost mit wenig tierischen Fetten und Zucker verhindern. In Verbindung mit der Umstellung Ihrer Ernährung und einem Minimum an körperlichem Training schafft die Stimulierung dieser Punkte häufig nicht nur Linderung der Schmerzen und der Unannehmlichkeiten (Übelkeit, Hitzewallungen), sondern auch die Ausscheidung von Gallengries und kleinen Gallensteinen. Manchmal lösen sich auch größere Steine auf. Wenn das nicht der Fall ist und Koliken auftreten, müssen Sie unbedingt Ihren Arzt aufsuchen.

Nehmen Sie zusätzlich jeden Morgen einige Esslöffel Natives Olivenöl extra ein, und trinken Sie danach ein heißes Getränk. Hilfreich ist auch Sojalecithin.

Gastritis (siehe auch *Magengeschwür*)

39, 37, 50, 61, 45, 63, 19, 127, 0

Die Gastritis ist eine Entzündung der Magenschleimhaut, die meist durch Überernährung oder den regelmäßigen Genuss reizerregender Nahrungsmittel ausgelöst wird. Zu den Beschwerden zählen Sodbrennen und saures Aufstoßen. Da das Übermaß an Säure durch das Essen gemildert wird, besteht die Gefahr, dass man zu viel isst, was letztendlich nur zu einer Verschlimmerung der Situation führt. Überdenken Sie Ihre Ernährung!

Stimulieren Sie die angegebenen Punkte vor und nach jedem Essen. Sie verdauen dann besser und spüren, wie Ihr Zustand sich allmählich bessert.

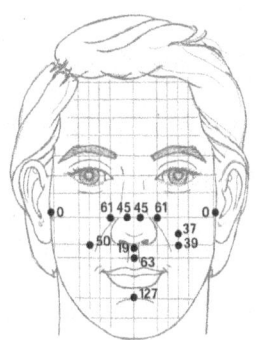

Gebärmutter

63, 19, 22, 87, 287, 0
oder **7, 37, 65, 113, 156, 0**

Diese Punkte können bei allen Erkrankungen der Gebärmutter stimuliert werden, zum Beispiel: Fibrom, Senkung, Endometriose, zu lange anhaltende, ausbleibende oder schmerzhafte Menstruation.

Sehen Sie auch unter den entsprechenden Begriffen nach. Diese beiden Punktfolgen können abwechselnd mit den dort genannten angewendet werden.

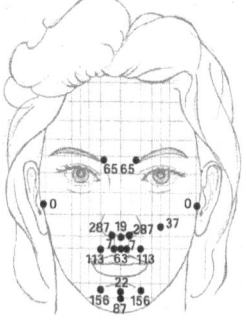

Gebärmutterfibrom

7, 19, 63, 16, 17, 22, 87, 0
oder **7, 113, 63, 38, 50, 37, 61, 0**

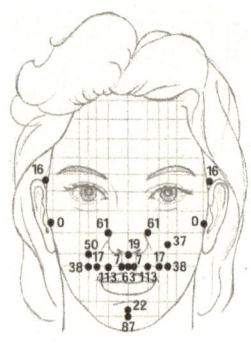

Diese häufige Krankheit entsteht durch ein hormonelles Ungleichgewicht. Kapitulieren Sie nicht vor dieser Gesundheitsstörung und ihren unangenehmen Begleiterscheinungen wie starke Menstruation, unerwartete Blutungen, Schmerzen bei der Menstruation oder Müdigkeit infolge von Anämie. Versuchen Sie es mit diesen Punkten, die häufig sehr wirksam sind. Häufig können Sie einen chirurgischen Eingriff verhindern.

Streichen Sie senkrecht über den ganzen Bereich der Oberlippe, und fügen Sie die Punkte auf dem Kinn hinzu. Punkt **16** ermöglicht die Kontrolle der Blutungen, die mit dem Vorhandensein eines Fibroms verbunden sind. Die Punkte **7** und **113** können Fibrome zum Verschwinden bringen.

Gebärmuttersenkung

22, 87, 103, 19, 63, 156, 127, 0

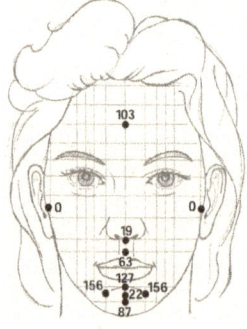

Ursache dieser Organsenkung ist eine Schwächung der Muskeln im Beckenboden, zum Beispiel durch eine schwierige Entbindung oder als Folge eines chirurgischen Eingriffs. Der Gebärmutterhals fällt in die Scheide, das führt zu Inkontinenz, Infektionsanfälligkeit und verschiedenen Problemen bei der Menstruation oder beim Geschlechtsverkehr.

Es ist wichtig, die Festigkeit des Beckenbodens durch bestimmte Übungen wiederherzustellen (Kontraktionen im Bereich des Beckens und des Damms), die man durch die häufige Stimulierung dieser Punkte noch vervollständigen kann.

Gedächtnis fördern

103, 124, 34, 60, 50, 3, 0

Diese Punkte fördern die Durchblutung und regen die Gehirnfunktion in ihrer Gesamtheit an. Sie sind nützlich bei geistiger Ermüdung, Überanstrengung, altersbedingten Konzentrations- und Gedächtnisproblemen.

Die Stimulierung dieser Punkte kann auch einem Studenten helfen, der während einer Prüfung eine Blockade hat. Verwenden Sie in diesem Fall diskret die Fingerspitze oder den Kugelschreiber, um das gewünschte Ergebnis zu erzielen.

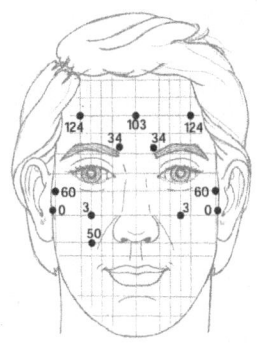

Gehirnfunktionen

124, 103, 106, 60, 34, 26, 65, 0

Der Zweck all dieser Punkte ist es, die Gehirnfunktion (Gedächtnis, Konzentration, Aufmerksamkeit) zu verbessern, ganz gleich, ob der festgestellte Mangel durch Alter, Überlastung, Schlafmangel oder als Folge einer Krankheit auftritt.

Diese Punkte können immer bei Bedarf, zum Beispiel während der Arbeit oder einer Prüfung, stimuliert werden, aber auch täglich, wenn man ein Langzeitergebnis erhalten möchte. Fügen Sie stets die Grundpunkte »Entspannen« und »Kräftigen« hinzu.

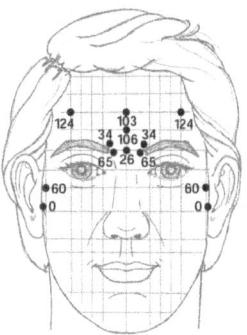

Gehörprobleme

65, 3, 45, 300, 14, 15, 16, 0

Ganz gleich, wie weit Ihre Taubheit schon fortgeschritten ist, versuchen Sie es mit diesen Punkten.
Bei einer mittelschweren und noch nicht lang aufgetretenen Taubheit erzielen Sie rasch Ergebnisse.
Wenn die Gehörprobleme schon länger vorliegen,
geschehen keine Wunder, doch der Zustand wird
im Allgemeinen verbessert.

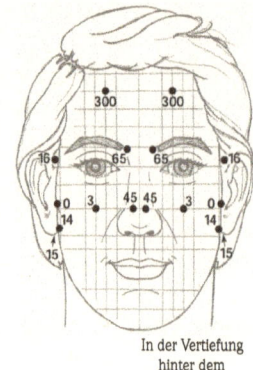

In der Vertiefung
hinter dem
Ohrläppchen

Gesichtslähmung

3, 15, 37, 50, 61, 100, 127, 156, 0

So bezeichnet man die motorischen Störungen,
die manche Gesichtsmuskeln befallen können,
gleichgültig, ob es sich um eine vollständige Lähmung oder um eine Gefühllosigkeit in bestimmten
Bereichen handelt.

Empfehlenswert ist es, diese Punkte täglich
und ausgiebig zu stimulieren. Der Punkt **100** auf
der rechten Seite betrifft die rechte Gesichtshälfte,
Punkt **100** auf der linken Seite die linke.

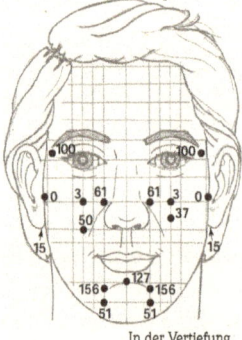

In der Vertiefung
hinter dem
Ohrläppchen

Gliedmaßen, kalte

1, 19, 17, 51, 127, 60, 50, 37, 6, 61, 342, 0
Alle diese Punkte bringen Wärme. Wenn Sie zu den Menschen (vor allem Frauen) gehören, die immer eisige Hände und kalte Füße haben, stimulieren Sie diese Punkte (alle oder nur einige) täglich. Ihre Durchblutung wird dadurch verbessert ebenso wie der Energiefluss. Sie werden nicht mehr den üblichen spitzen Bemerkungen, wie »Frierkatze«, Ihrer Umgebung ausgesetzt sein.

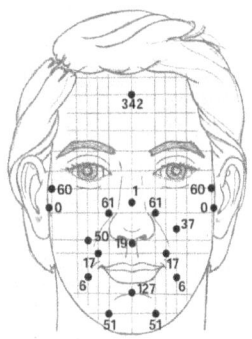

Grippe (grippaler Infekt)

14, 15, 38, 61, 3, 37, 50, 0
und die Grundpunkte unter den Stichpunkten »Entspannung« und »Kräftigung«
Denken Sie daran, bei den ersten Symptomen zu handeln, und nicht erst, wenn die Grippe richtig Fuß gefasst hat. Dann ist sie schwieriger wieder wegzubekommen.

Stimulieren Sie alle Punkte mit dem Roller, dem Kugelschreiber oder einfach mit den Fingerspitzen. Reiben Sie sich dann die Ohren. Wiederholen Sie die Behandlung mehrmals täglich.

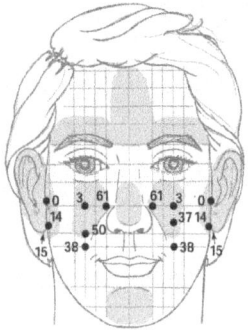

In der Vertiefung hinter dem Ohrläppchen

Wenn die Grippe keinerlei Schwitzen hervorruft, stimulieren Sie auch Punkt **180**. Zur Unterstützung reiben Sie den Nacken, den Rücken und die Schultern am besten mit Tigerbalsam ein (siehe Halsschmerzen).

Gürtelrose

17, 300, 124, 64, 61, 60, 3, 38, 50, 0

Der Erreger der Gürtelrose wird lange Zeit latent im Körper getragen. Nach Ausbruch treten im Bereich der Rippen, der Brust, des Rückens oder auch des Gesichtes Hautveränderungen und brennende Schmerzen auf. Begleiterscheinungen sind häufig leichtes Fieber, Kopfschmerzen und Mattigkeit.

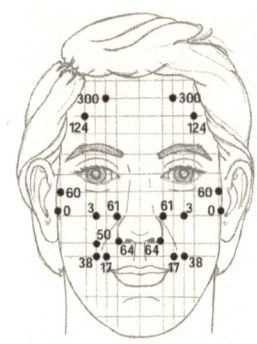

Im Allgemeinen ist die Gürtelrose harmlos, kann aber die Augen in Mitleidenschaft ziehen. In diesem Fall muss so rasch wie möglich ein Augenarzt zu Rate gezogen werden!

Die Stimulierung der angegebenen Punkte bringt eine echte Erleichterung. Wiederholen Sie die Behandlung mehrmals täglich, bis die Wunden verschwunden sind.

Auf die betroffenen Hautstellen können Sie auch ein wenig Vitamin-E- oder Aloe-Vera-Gel auftragen (im Reformhaus erhältlich).

H

Halbseitenlähmung

37, 51, 60, 63, 64, 73, 74, 97, 98, 0
Untere Gliedmaßen **63, 64, 37, 51**
Obere Gliedmaßen **97, 98, 51, 37**
Bei Lähmungserscheinungen muss die Energie
wieder angeregt werden, deshalb muss man alle
Punkte stimulieren, unter besonderer Berücksichtigung von Punkt **37**.

Die Dien-Cham-Behandlung wird die Lähmung
nicht beseitigen, kann aber die vom Arzt verordneten Maßnahmen wirkungsvoll unterstützen.

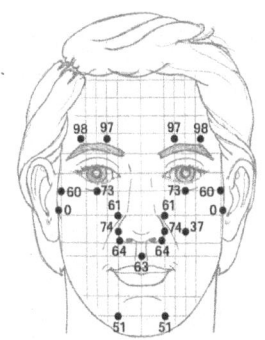

Halsschmerzen (siehe auch *Heiserkeit* und *Husten*)

Reiben Sie mit dem Zeigefinger kräftig unterhalb
der Ohren, waagerecht und senkrecht vor den
Ohrläppchen, wie in der Zeichnung gezeigt.

Um bereits die Anfänge einzudämmen, wenden Sie das an, was im Fernen Osten jeder weiß:
- Geben Sie Tigerbalsam auf Nacken, Schultern
  und Wirbelsäule.
- Kratzen Sie anschließend diese Bereiche mit
  dem Rand einer Münze oder eines Löffels.

Sind die Halsschmerzen von Husten begleitet, führen Sie die gleiche Prozedur auf der Brust durch.

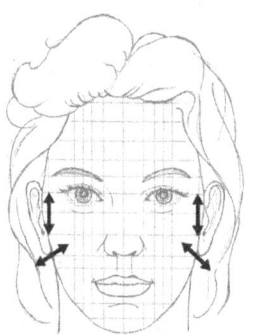

Halswirbel

8, 34, 26, 65, 106, 16, 0

Wenn Sie unter Beschwerden, die von den Halswirbeln ausgehen, leiden, zum Beispiel Arthrose-
schmerzen, Kopfschmerzen oder Schmerzen in
Schultern oder Armen, gehen Sie so vor:

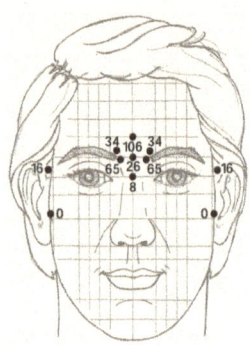

- Reiben Sie den Bereich von Punkt **8** bis **106**.
- Stimulieren Sie dann Punkt für Punkt den Be-
  reich an den Brauen, der zu Schulter und Arm
  (rechter Arm/rechte Braue – linker Arm/linke
  Braue) gehört.
- Schließen mit den Punkten **16** und **0** ab.

Anzumerken ist, dass das Rückgrat ebenfalls im Bereich von Punkt **0** vertreten ist,
im ganzen Bereich vor dem Ohr. Man muss diese Zone also im Fall von Rücken-
oder Nackenproblemen sehr sorgfältig stimulieren.

Hämorrhoiden

126, 19, 37, 365, 103, 0

Diese Punkte lindern die Schmerzen bei
Hämorrhoiden, können sie aber auch ganz ver-
schwinden lassen, da sie die Ursache behandeln.
Im Allgemeinen hängen Hämorrhoiden mit
Durchblutungs- und Leberproblemen zusammen.

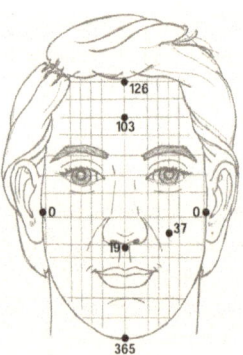

Erwähnenswert ist, dass alle Punkte auf der Linie
von **365** bis **126** (die unten am Kinn beginnt und in
der Mitte der Stirn, knapp unter dem Haaransatz
endet) eine günstige Wirkung auf Hämorrhoiden
haben.

Hand

60, 130, 100, 180, 0

Ganz gleich, welche Probleme Sie mit Ihren Händen haben, zum Beispiel Verstauchung, Bruch, Verletzungen aller Art oder Verbrennungen, diese wenigen Punkte werden Ihnen helfen.

Die wiederholte Stimulierung dieser Punkte führt zu einer Linderung, fördert die Narbenbildung und die Rückkehr zur Normalität.

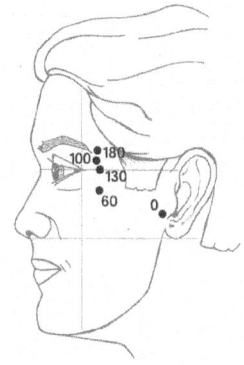

Harnausscheidung

26, 3, 85, 87, 0

Diese Punkte fördern die Harnausscheidung und stärken die Nierenfunktion. Ihre Stimulierung nützt bei Wasseransammlungen (gleichgültig aus welchen Ursachen) und bei Nierenschwäche.

Nach einer Infektionskrankheit, besonders wenn Medikamente (vor allem Antibiotika) eingenommen werden mussten, ist es empfehlenswert, reichlich zu trinken und gleichzeitig die Nierenfunktion mit diesen Punkten anzuregen, um den Körper zu reinigen.

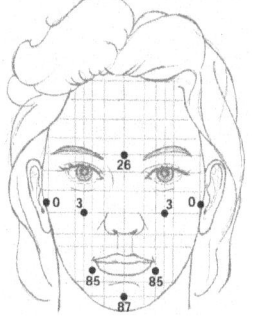

Harnblase (siehe auch *Inkontinenz* und *Blasenentzündung*)

85, 87, 22, 26, 3, 60, 0
Diese Punkte fördern die Heilung bei allen Blasen-
problemen, zum Beispiel bei Blasenschwäche, die
zur Inkontinenz führt, Senkung der Harnblase
oder bei verschiedenen Infektionen oder Entzündungen (Blasenentzündung).

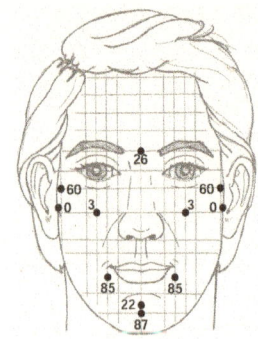

Harnblasensenkung

22, 87, 126, 0
Die Harnblasensenkung hat die gleichen Ursachen
wie die Gebärmuttersenkung und wird auf die
gleiche Art behandelt. Man übt, das Wasserlassen
mehrfach zu unterbrechen, um die Muskeln dieses Bereichs zu kräftigen und gegen die Neigung
zur Inkontinenz anzukämpfen.

Stimulieren Sie die angegebenen Punkte regelmäßig.

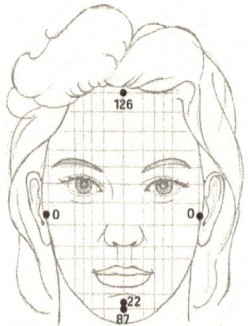

Harnwegsinfektionen

(siehe *Blasenentzündung*)

Hautprobleme

26, 61, 3, 19, 0

Diese Punkte ermöglichen eine Verbesserung aller Arten von Hautproblemen: von der Akne bis zum Ekzem, der Schuppenflechte, Pilzerkrankungen und anderen Beeinträchtigungen.

Die Stimulierung der angegebenen Punkte stärkt die Abwehrkräfte, lindert Entzündungen und fördert die Ausscheidung. Lesen Sie auch unter den genannten Krankheiten nach, welche speziellen Punktfolgen dort aufgeführt sind.

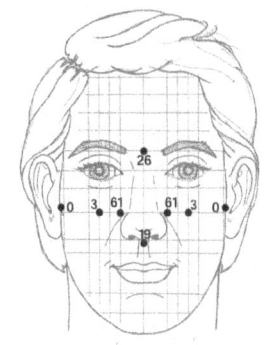

Heiserkeit

26, 3, 8, 61, 106, 180, 14, 0

Es gibt nichts Unangenehmeres, als heiser zu sein, wenn wir das Wort ergreifen sollen, sei es in der Öffentlichkeit, am Arbeitsplatz oder bei einer privaten Gelegenheit.

Hier finden Sie eine einfache Methode, die nach einigen Minuten der Massage gute Ergebnisse liefert, und so oft wie nötig wiederholt werden kann. Doch häufig genügt schon eine einzige Anwendung.

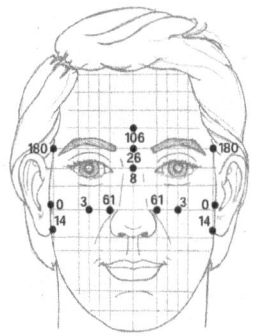

Hepatitis

17, 19, 38, 41, 61, 74, 50, 0

Die Anzahl der von dieser Krankheit Betroffenen
steigt stetig. Man weiß, dass Hepatitis B und C
meistens durch Bluttransfusionen übertragen werden. B kann auch beim Geschlechtsverkehr übertragen werden, während A, die harmloseste, aber
häufigste Form (Gelbsucht), häufig aus Nahrungs-
mitteln stammt.

Welche Hepatitis Sie auch haben (A, B oder C),
die Stimulierung der genannten Punkte wird Ihnen eine große Hilfe sein.

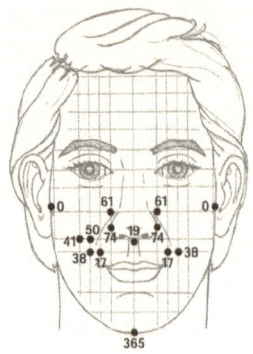

Herpes

124, 61, 26, 3, 87, 51, 41, 17, 38, 85, 0

Ursache für Herpes ist ein Virus, der durch direkten Kontakt übertragen wird. Meist ruht er verbor-
gen im Körper und macht sich nur bemerkbar,
wenn durch Stress, Überlastung oder eine Krankheit eine Schwächung des Immunsystems einge-
treten ist.

Stimulieren Sie häufig die Punkte **61** und **124**,
und wenden Sie örtlich etwas Vitamin E an.

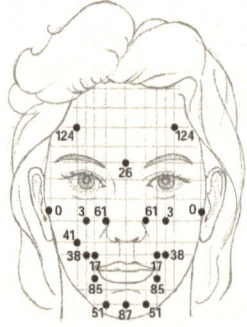

Herzinsuffizienz

1, 3, 6, 19, 73, 100, 106, 156, 60, 191, 0

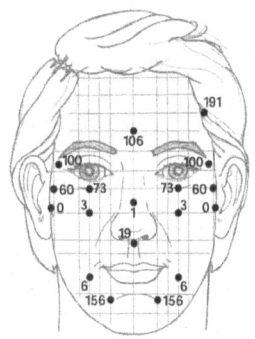

Diese Punkte können bei Angina pectoris (vor allem Punkt **73**) und bei allen Herzproblemen angewendet werden. Sie müssen aber trotzdem den Anordnungen Ihres Arztes folgen, auch wenn die Stimulierung der Punkte zweifellos eine Erleichterung bringt. Bearbeiten Sie diese Punkte mehrmals täglich, wenn Sie das Bedürfnis verspüren.

Herzrasen

34, 124, 3, 8, 26, 0

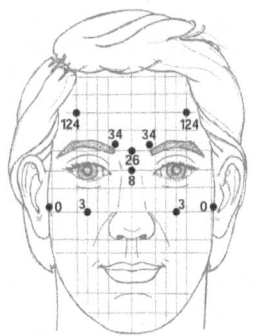

Die Punkte **8** und **26** verlangsamen den Herzschlag. Da sie günstig liegen (**8** auf der Nase zwischen den Augen und **34** am Anfang der Brauen) können Sie die Punkte jedes Mal mit dem Finger stimulieren, wenn es nötig ist.

Herzrhythmusstörungen (siehe auch *Herzrasen*)

1, 8, 19, 34, 61, 100, 106, 60, 0

Diese Punkte regulieren den Herzrhythmus. In diesem Fall hilft auch die regulierende Wirkung von Punkt **0**. Ob Ihr Herz zu schnell schlägt oder zu langsam, der Punkt **0** hilft das Gleichgewicht wiederherzustellen.

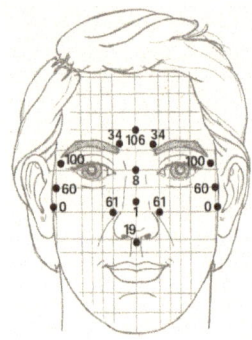

Heuschnupfen

50, 19, 7, 3, 61, 37, 39, 0

Der allergische Heuschnupfen ist eine der Plagen des Frühlings für alle, die darunter leiden. Und er dauert an, bis die Pollen, die dafür verantwortlich sind, wieder aus der Atmosphäre verschwunden sind. Weshalb wollen Sie sich diese schöne Jahreszeit und einen Teil des Sommers verderben? Niesanfälle, ständig laufende Nase, tränende Augen gehören zu den »Vergnügungen«, wenn nicht sogar eine Nebenhöhlenentzündung oder ein Asthmaanfall daraus wird.

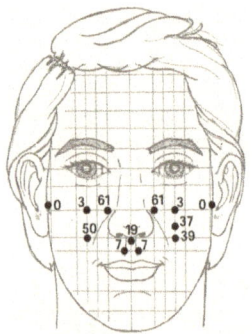

Oft ist es nötig, die angegebene Stimulierung täglich zu wiederholen, je nach den klimatischen Gegebenheiten.

Hexenschuss

124, 34, 43, 126, 342, 365, 300, 560, 0

Stimulieren Sie die angegebenen Punkte länger mit dem Roller oder dem Kugelschreiber (wenigstens zehn Minuten lang). Sie können die Punkte auch mit den Fingerspitzen bearbeiten, bis eine Linderung eintritt.

Wiederholen Sie die Behandlung mehrmals täglich. Führen Sie die Stimulation zum ersten Mal nach dem Aufwachen durch, dann können Sie im Allgemeinen gut aufstehen – alle, die schon einmal einen Hexenschuss hatten, wissen, wie problematisch dieser Moment ist.

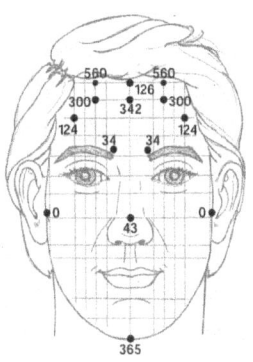

Hitzewallungen

7, 73, 85, 87, 127, 143, 0
oder **7, 113, 26, 14, 15, 16, 0**

Diese unangenehme Erscheinung (die nach der Menopause oder infolge einer Totaloperation oder Eierstockentfernung auftritt) kann durch die regelmäßige Anwendung von Dien Cham leicht gelindert werden.

Stimulieren Sie auch die Punkte, die um die Ohren angeordnet sind. Sie können einfach Ihren Zeigefinger nehmen und damit die Umgebung der Ohren reiben, vorne, hinten, unten und oben. Machen Sie das jedes Mal, wenn eine Hitzewallung auftritt. Vergessen Sie nicht, täglich die Punkte für die Menopause zu stimulieren!

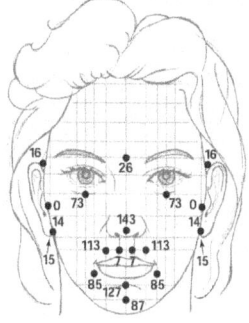

In der Vertiefung
hinter dem
Ohrläppchen

Hitzschlag

19, 26, 143, 85, 0

Im Sommer am Strand einschlafen, selbst im Schatten, ohne Schutz in der größten Hitze im Garten arbeiten, bis man erschöpft ist, Stunden im nicht klimatisierten Auto verbringen, all das kann bei einem angegriffenen Menschen zu einem Hitzschlag führen. Auch Kinder können Opfer davon sein.

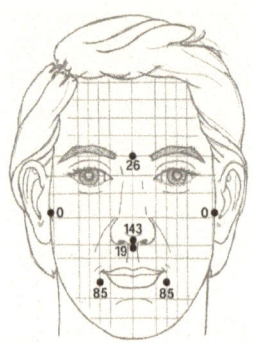

Diese Punkte helfen im Notfall, den Organismus wieder zu erfrischen. Wenden Sie die Stimulierung etwa zehn Minuten lang an.

Und um solch einen lästigen Zwischenfall zu vermeiden, denken Sie daran, bei großer Hitze große Mengen Zitronenwasser zu trinken, oder nehmen Sie Vitamin-C-Präparate ein.

Hoden

7, 113, 65, 73, 287, 0

Diese Punkte können bei allen Problemen mit den Hoden stimuliert werden: Entzündungen, Hormonmangel, ungenügende Entwicklung, Sterilität, Impotenz.

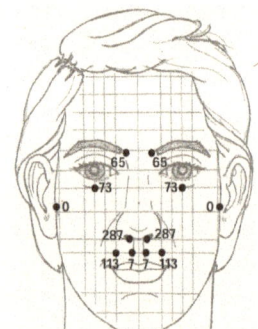

Husten

73, 26, 8, 61, 51, 3, 14, 0

Husten ist besonders störend, weil die Anfälle vor allem nachts auftreten – vielleicht wegen der alkalischen Beschaffenheit des Blutes, weil nachts der Parasympathikus vorherrscht, oder weil die Hormonsekretion in der Nacht anders ist als am Tag. Der Schleim kann sich nachts leichter ansammeln, weil er seltener ausgehustet wird, und versperrt dann die Atemwege. Deshalb erfolgt die Atmung durch den Mund, es wird kalte Luft eingeatmet und die Atemwege werden weiter gereizt. Diese Punkte können so oft wie nötig stimuliert werden. Sie führen meist zu einer raschen Beruhigung der Symptome.

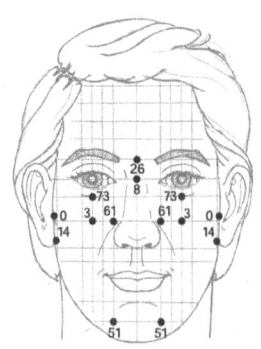

Hyperaktivität bei Kindern (siehe auch *Nervöses Kind*)

34, 8, 26, 100, 106, 124, 127, 61, 0

Stimulieren Sie diese Punkte in kurzen Sitzungen, möglichst zweimal am Tag.

Ein hyperaktives Kind ist ständig in Bewegung – und der Albtraum der Eltern und Lehrer. Der (oder die) kleine Hyperaktive kann keine Minute stillsitzen, ist nicht in der Lage, sich auf eine Tätigkeit zu konzentrieren, und zeigt zur Krönung des Ganzen auch noch eine große Ungeschicklichkeit. Viele der betroffenen Kinder sind sehr aggressiv, nichts kann sie aufhalten, und sie hören auf niemanden. So kann ein Kind zur echten Gefahr

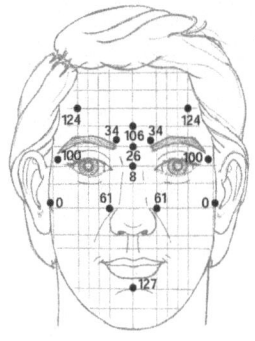

für sich selbst werden. Manche Ärzte geben den Farb- und Konservierungsstoffen in der Nahrung die Schuld, ebenso den Salizylaten. Es ist daher ratsam, bei diesen Kindern die Ernährung grundlegend umzustellen und alle Nahrungsmittel mit diesen Substanzen wegzulassen.

I

Immunsystem (siehe *Abwehrkräfte*)

Impotenz

7, 1, 19, 45, 63, 156, 43, 0

Immer mehr Männer leiden unter dieser sexuellen Funktionsstörung. Stress, chronische Müdigkeit, Überanstrengung, ein Mangel an Selbstvertrauen verbunden mit der Angst, in unserer sexbesessenen Zeit nicht seinen Mann zu stehen, hormonelle Störungen sowie Schadstoffe in unserer Nahrung rechnet man zu den Ursachen.

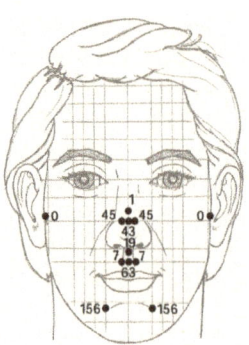

Die regelmäßige Anwendung von Dien Cham kann die Energie wieder freisetzen und das störende Problem beheben. Punkt **0** steigert die sexuelle Energie und stimuliert die Lebensenergie. So ermöglicht er bessere sexuelle Beziehungen und verhindert einen vorzeitigen Samenerguss.

Inhalationsallergien

3, 7, 17, 19, 41, 50, 60, 61, 73, 124, 0

Diese Punkte korrespondieren mit Krankheiten wie Asthma, chronische oder asthmatische Bronchitis, Nebenhöhlenentzündungen oder Heuschnupfen.

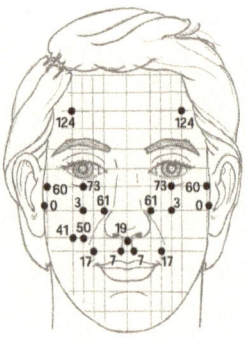

Führen Sie die Stimulierung ein- oder mehrmals täglich aus, sobald Sie dem Allergen ausgesetzt sind (Pollen, Gräser, Staub, Tierhaare, Federn).

Wenn Sie auf Pollen und Gräser allergisch reagieren, denken Sie daran, Ihre Behandlung rechtzeitig vor deren Auftreten zu beginnen, am besten schon ab Frühlingsbeginn!

Inkontinenz

124, 34, 103, 37, 19, 1, 0
oder 85, 87, 22, 43, 45, 0

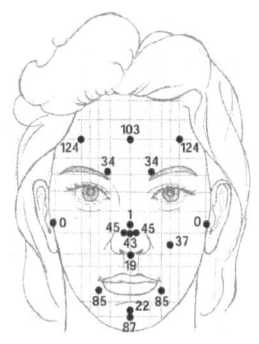

Gleichgültig, ob die Inkontinenz altersbedingt ist oder von einer schweren Krankheit oder einer Operation herrührt, sie kann mit der Gesichtsreflexzonenmassage schrittweise gebessert werden. Natürlich ist das Ergebnis umso besser, je früher Sie stimulieren. Man kann nur hoffen, dass eine Inkontinenz, die bereits seit Jahren besteht, ganz geheilt wird, doch eine deutliche Besserung ist möglich.

Außer der Stimulierung der genannten Punkte können Sie auch noch auf die folgende einfache Methode zurückgreifen: Massieren Sie mit dem Finger die Zone, die Punkt **126** umgibt (oben an der Stirn, am Haaransatz), und genauso das Kinn.

Insektenstiche

16, 17, 124, 34, 26, 3, 0

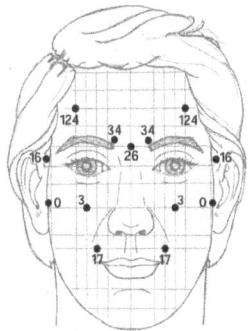

Die Stimulierung dieser Punkte lindert rasch das stechende oder brennende Gefühl, das man nach einem Stich empfindet. Zwei bis drei Minuten lang stimulieren, bis das schmerzhafte Empfinden sich beruhigt hat.

179

Ischias

17, 1, 126, 342, 0
und **461, 43, 63, 365, 64, 74, 113, 127, 143**

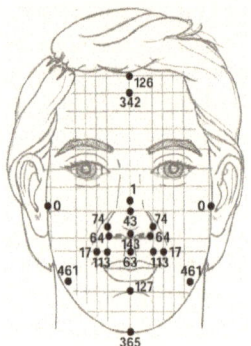

All diese Punkte entsprechen dem Ischias. Sie können mit der ersten Folge beginnen und dann mit der zweiten abschließen. Probieren Sie aus, welche Ihnen am schnellsten hilft. Suchen Sie auch nach den empfindlichsten Punkten. Auf die sollten Sie den größten Wert legen. Stellen Sie so Ihr persönliches Programm zusammen, das auf Ihren Fall zugeschnitten ist.

Zusätzlich zur Stimulierung der genannten Punkte (darunter Punkt **17**: entzündungshemmend) massieren Sie die Nasenlöcher (die dem Gesäß entsprechen), ihr Umfeld (das für die Leistengegend steht) und die kleine Falte, die vom Winkel der Nase ausgeht und zum Mundwinkel führt. Wiederholen Sie diese Stimulierung so oft wie nötig, bis eine Besserung eintritt.

Bei akuten Anfällen sind drei oder vier kurze Behandlungen nötig, die im Abstand von einigen Minuten durchgeführt werden, um eine echte Besserung zu erreichen.

J

Juckreiz

26, 3, 17, 7, 50, 51, 61, 0

Diese Punkte lindern Juckreiz – unabhängig von
der Ursache. Sie helfen sogar bei Insektenstichen
(siehe dort). Denken Sie auch bei juckenden Ekzemen und Durchblutungsstörungen an diese Punktefolge, die Sie bei Bedarf immer stimulieren können.

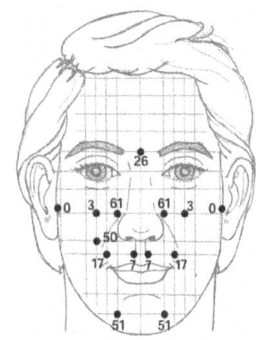

K

Kalziummangel, Mineralstoffmangel

85, 87, 43, 45, 20, 300, 0

Diese Punkte fördern die gute Verwertung und Bindung von Kalzium im Körper. Sie helfen im Kampf gegen die Osteoporose, die Form der Demineralisation, die bei Frauen nach der Menopause so häufig ist.

Punkt **20** entspricht den Nebenschilddrüsen, den kleinen Drüsen, die zu beiden Seiten der Schilddrüse liegen und eine wesentliche Rolle im Kalziumstoffwechsel spielen. Diese Punkte können einem Kind beim Wachsen helfen, vor allem in Wachstumsschüben, sie unterstützen aber auch den Organismus bei der Heilung eines Knochenbruchs. Bei einer »Entkalkung« der Hüfte fügen Sie Punkt **64** zu der angegebenen Folge hinzu.

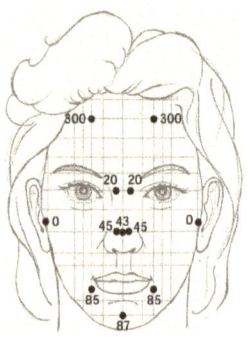

Kälteempfindlichkeit

(siehe auch *Gliedmaßen*)

15, 17, 60, 61, 1, 0

Es handelt sich hier um ein ständiges Frösteln, nicht aber um einen mit einer Infektion verbundenen Schüttelfrost. Diese Kälteempfindlichkeit ist manchmal mit einer Anämie verbunden, die behandelt werden muss.

All diese Punkte wärmen. Wenn Sie häufig kalte Füße haben, stimulieren Sie vor allem die Punkte **87** und **342**.

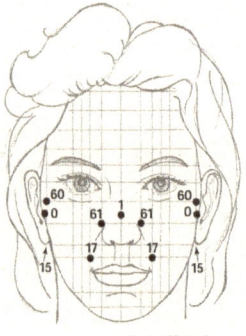

In der Vertiefung
hinter dem
Ohrläppchen

Kiefer (Krämpfe, Artikulationsprobleme)

14, 15, 0

Ihr Zahnarzt beklagt sich, dass Sie den Mund nicht weit genug aufmachen, damit er bequem arbeiten kann? Ihr Kiefer »kracht« beim geringsten Gähnen? Sie leiden immer wieder unter den kleinen Qualen, die ein Krampf der Kiefer mit sich bringt?

Die kräftige Stimulierung dieser Punkte reicht meist aus, um dieses Problem zu lösen, oft schon mit einer einzigen Behandlung.

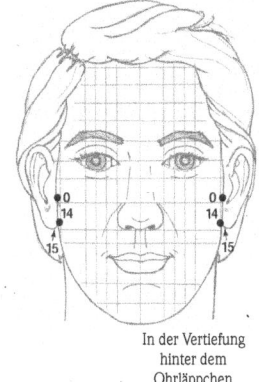

In der Vertiefung
hinter dem
Ohrläppchen

Knie

17, 38, 197, 300, 156, 1, 45, 37, 0

Tritt ein Problem mit den Knien auf (Arthrose, Arthritis, Unfallverletzung, Bruch, Verstauchung), sollten Sie diese Punkte so bald wie möglich stimulieren. Fügen Sie die Massage des Bereichs um die Mundwinkel in senkrechter Richtung hinzu.

Punkt **17** erstreckt sich über einige Zentimeter: von den Mundwinkeln (beim Lächeln) in Richtung Ohr. Stellen Sie den empfindlichsten Punkt in diesem Bereich fest! Stimulieren Sie auch das Kinn, das ist oft sehr wirksam.

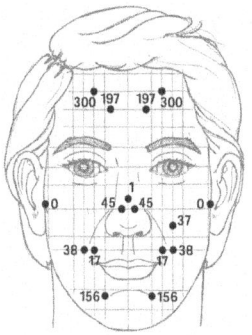

Kolibakterieninfektion

19, 17, 38, 43, 143, 113, 61, 63, 37, 300, 85, 87, 0

All diese Punkte nützen bei dieser meist schmerzhaften Darminfektion, die häufig durch Harnwegsinfektionen verbunden mit einer Blasenentzündung verursacht wird. Sie können auch alle Punkte auf der Oberlippe und dem Kinn stimulieren.

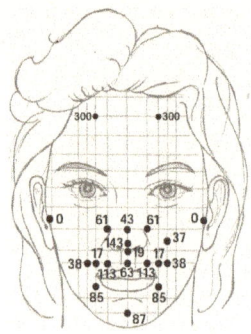

Kopfschmerzen

61, 26, 106, 34, 124, 0

Wer hat nicht ab und zu Kopfschmerzen? Es ist zwar schwierig, die Ursachen dieser Schmerzen zu finden (es gibt wenigstens 140 verschiedene Möglichkeiten), doch es ist einfach, sie durch die Stimulierung einiger Punkte zu lindern.

Das Dien Cham ersetzt auf angenehme Weise die Schmerztablette. Im Allgemeinen sind Kopfschmerzen mit einem Spannungszustand verbunden. Die spannungsbedingte Muskelkontraktion ruft Krämpfe in den Blutgefäßen hervor, die diese Muskeln durchbluten. Der Fluss der Energie ist

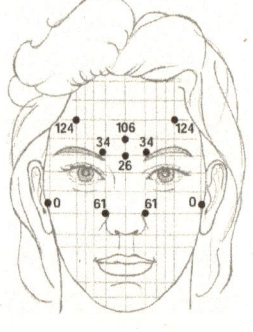

behindert, und man spürt mehr oder weniger starke Schmerzen im Bereich des Gehirns. Die Spannung kann auf ein lautes, bewegtes Leben, Angst, Stress, andauernde Anstrengung oder Überbelastung zurückzuführen sein. Durch die Gesichtsreflexzonenmassage erreicht man eine sofortige Beruhigung des Spannungszustandes!

Kopfschmerzen auf einer Seite des Kopfes

41, 51, 61, 3, 100, 180, 0

Auch das ist eine Variante der komplexen Kopfschmerzen! Sie können die Punkte, die allgemein
Kopfschmerzen betreffen, stimulieren. Wenn das
nicht ausreicht, fügen Sie die hier angegebenen
Punkte hinzu. Sie können diese Punktfolge anwenden, sooft Sie es für nötig halten. Das Kopfweh lässt nach dieser Massage immer sehr schnell
nach, kommt aber mitunter im Lauf des Tages zurück. Wenn Sie dieses Stimulierungsprogramm bei
den ersten Schmerzen einsetzen, verschwinden
sie in wenigen Sekunden, und sie kommen dann
seltener oder überhaupt nicht wieder.

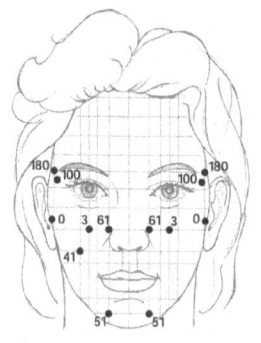

Kopfschmerzen im Scheitelbereich

50, 51, 87, 61, 103, 0

Noch eine häufige Variante der Kopfschmerzen,
die oft so störend sind! Beginnen Sie immer mit
den allgemeinen Punkten für Kopfschmerzen.
Wenn dann die Schmerzen nicht vollständig verschwinden, versuchen Sie es mit diesen Punkten,
die spezieller Ihrem Problem angepasst sind. Der
Erfolg sollte sich umgehend einstellen.

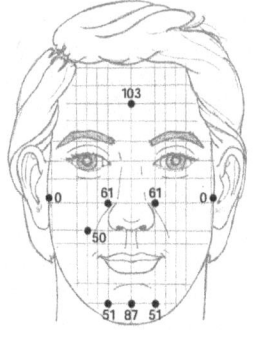

Je früher Sie diese kurze Punktefolge anwenden – möglichst sofort beim Auftreten der Kopfschmerzen –, desto spektakulärer und dauerhafter
ist das Ergebnis.

Probieren Sie auch bei chronischen Kopfschmerzen die Dien-Cham-Behandlung, denn eine der »Spezialitäten« dieser Methode ist die Linderung von
Schmerzen, gegen die noch nichts geholfen hat. Und das in wenigen Augenblicken!

Kopfschmerzen an der Schläfe

41, 6, 180, 3, 0
Diese Schmerzen im Schläfenbereich, die häufig
sehr heftig sind, hängen oft mit einer Störung der
Gallenblase zusammen. Bei der Behandlung von
Kopfschmerzen, ist es wichtig, die Punkte auszuwählen, die vermutlich der Ursache der Schmerzen entsprechen. Nur so kann man ein hervorragendes Ergebnis erzielen. Wir geben diese Beispiele, damit Sie selbst in der Lage sind, sich nach
Gefühl und Erfahrung die zu stimulierenden
Punkte zu verordnen.

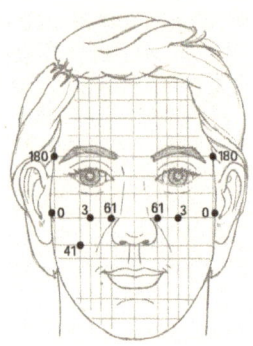

Kopfschmerzen durch schlechte Verdauung

50, 19, 3, 61, 26, 106, 103, 34, 124, 0
Wir haben es bereits gesagt, Kopfschmerzen können vielfältige Ursachen besitzen. Eine häufig
nicht erkannte Ursache ist eine einfache Verdau-
ungsstörung als Folge einer übermäßigen Nahrungsaufnahme oder einer schlechten Lebertätigkeit.

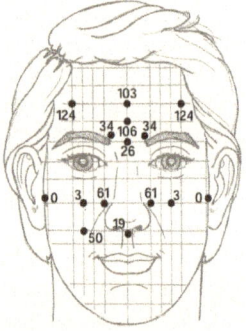

Diese Punkte müssen beim ersten Auftreten
der Symptome stimuliert werden und führen dann
zu einer sofortigen Beruhigung.

Wenn verdauungsbedingte Kopfschmerzen bei
Ihnen häufiger auftreten, gewöhnen Sie sich an,
diese Massage einige Tage lang vorbeugend nach dem Essen durchzuführen.
Wenden Sie diese einfache Technik auch nach gelegentlichen sehr üppigen Mahl-
zeiten an. Sie werden sich schnell wieder in Form fühlen und sich nicht mehr den
Rest des Tages oder des Abends verderben!

Kräftigung allgemeiner Art

127, 19, 26, 103, 126, 1, 0

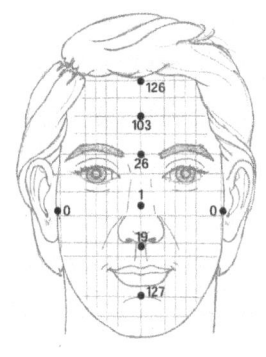

Diese Punkte sind Bestandteil der Grundbehandlung des Dien Cham, die im vorhergehenden Kapitel beschrieben ist. Sie setzen die Lebensenergie wieder frei und fördern die Bildung und Pflege des Gewebes. Sie erwärmen den Körper und stärken die natürlichen Abwehrkräfte. Es ist deshalb sinnvoll, diese Punkte – die man sich leicht merken kann, weil sie alle auf der Mittellinie des Gesichts liegen –, beim Aufstehen zu stimulieren. Auch bei Müdigkeit oder nachlassender Spannkraft leistet die schnelle Massage gute Kräftigungsdienste.

Diese Punkte sind auch für Menschen, die unter Fettleibigkeit oder Schilddrüsenunterfunktion leiden, zu empfehlen.

Krampfadern (siehe Durchblutung)

Krampfneigung, Krämpfe (siehe auch Tetanie)

61, 16, 19, 20, 63, 87, 0
oder 65, 60, 50, 45, 34, 26, 0

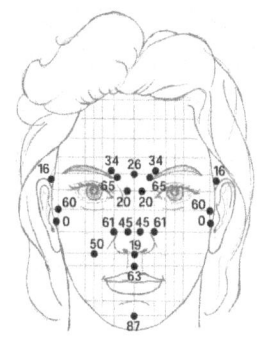

Zahlreiche Menschen neigen zu mehr oder weniger starken Krämpfen. Die Krankheit steht in Verbindung mit dem Kalziumstoffwechsel und den subkortikalen Nervenzentren und ist durch verschiedenartige Anfälle charakterisiert: Lipothymie (Gefühl, dass einem schlecht wird), Taubheitsgefühle, seelische Problemen, Krämpfe der inneren Organe oder der Muskeln. Sie kann auch bis zu einem echten Tetanie-Anfall führen.

Neben der regelmäßigen Stimulierung der angegebenen Punkte ist die Einnahme eines Kalzium-Magnesium-Präparates zu empfehlen.

Kropf, Basedowkrankheit

7, 8, 14, 100, 106, 0

Ein Kropf kann durch eine Schilddrüsenunter-
oder -überfunktion verursacht werden. Lassen Sie
Ihren Arzt deshalb feststellen, worum es sich handelt.

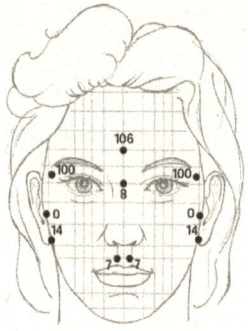

Die angegebenen Punkte tragen dazu bei, das
Gleichgewicht Ihrer Schilddrüse wiederherzustellen. Sie können sie stimulieren, ganz gleich, wel-
ches Problem Sie mit der Schilddrüse haben.

L

Lähmung

37, 51, 60, 63, 64, 73, 74, 97, 98, 0
Untere Gliedmaßen **63, 64, 37, 51**
Obere Gliedmaßen **97, 98, 51, 37**

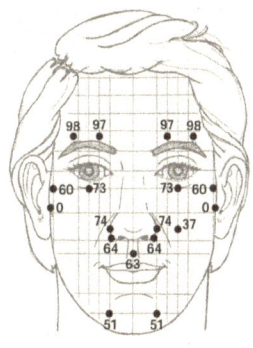

Es ist unmöglich, seit langem bestehende oder traumatische, unfallbedingte Lähmungen mit Hilfe von Dien Cham wirkungsvoll zu behandeln. Doch in manchen Fällen kann man durch die Stimulierung der angegebenen Punkte eine Besserung feststellen. Diese Form der Massage ist vor allem im Fall von Lähmungen, die nach einer Durchblutungsstörung im Gehirn auftreten, von Nutzen. Je früher man dabei mit der Stimulierung der Punkte einsetzt, desto besser sind die Ergebnisse. Natürlich ist sie nur eine Ergänzung zur ärztlichen Behandlung und der unerlässlichen Rehabilitation, die ebenfalls so rasch wie möglich einsetzen sollte.

Leber

50, 103, 233, 197, 0
All diese Punkte verbessern die Leberfunktion und fördern die Drainage dieses wichtigen Organs, ob Sie nur eine empfindliche Leber oder schwere Beschwerden (wie Hepatitis oder Zirrhose) haben.

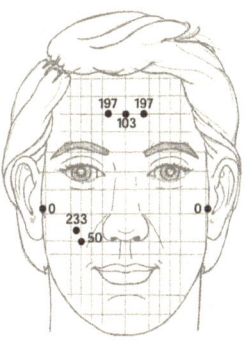

Denken Sie daran, dass es möglich (und empfehlenswert) ist, die Punkte zusätzlich zu der ärztlichen Behandlung zu stimulieren. Das Gesamtergebnis kann nur besser werden. Achten Sie auch auf eine ausgewogene Ernährung, die Ihrer Leber die Arbeit erleichtert, und nehmen Sie keine Gifte wie Alkohol, Tabak oder Drogen zu sich.

Lendenwirbel

19, 1, 45, 342, 126, 300, 0

Bei Schmerzen im Lendenbereich klopfen Sie am
Haaransatz entlang, wie in der Zeichnung gezeigt,
oder streichen Sie mit kleinen senkrechten Bewegungen darüber.

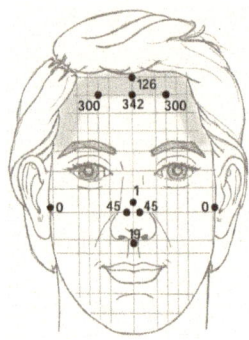

Alle Punkte von **126** bis **19** lösen die Wirbelsäule. Sie können also den ganzen Bereich stimulieren und dabei von oben nach unten oder von
unten nach oben vorgehen, wie es sich für Sie besser anfühlt. In der erstgenannten Richtung steigt
die Energie nach oben, in der anderen bewegt sie
sich nach unten.

Lungen (siehe auch *Bronchitis* und *Husten*)

26, 3, 61, 73, 60, 0

Diese wenigen Punkte, die so leicht während des
Tags zu stimulieren sind, lassen alle Atemproble-
me besser werden: von der Allergie bis zum
Asthma, von der chronischen Bronchitis bis zum
einfachen Husten, der einen Schnupfen begleitet.
Machen Sie so oft davon Gebrauch, wie Sie es für
nötig halten, vielleicht zusätzlich zu den Punkten,
die speziell für Ihren Fall angezeigt sind.

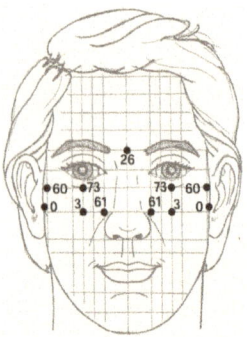

Lungenemphysem

19, 60, 3, 38, 73, 61, 0

Das Lungenemphysem ist durch Husten und unangenehme Atembeschwerden (Atemnot) mit
pfeifendem Atem gekennzeichnet. Diese Krankheit, die zur Invalidität führen kann, beginnt oft
mit einer chronischen Bronchitis. Ursache dafür
ist häufig das Rauchen oder die Luftverschmutzung. Diese Punkte müssen täglich stimuliert werden, außerdem dann, wenn es nötig scheint. Eine
ärztlich Behandlung ist unerlässlich!

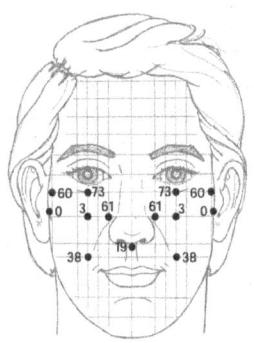

Lungenentzündung

26, 3, 61, 7, 8, 73, 60, 14, 0

Die Lungenentzündung ist eine Infektionskrankheit, die durch Pneumokokken hervorgerufen
wird. Sie ist durch eine akute Entzündung der
Lunge gekennzeichnet, die besonders einen Lun-
genlappen betrifft. Sie geht mit Fieber, Husten
und Atemschwierigkeiten einher und wird von
Schmerzen in der Brust begleitet.

Diese Punkte können eine wirksame Hilfe dar-
stellen, doch selbstverständlich müssen Sie unbedingt einen Arzt hinzuziehen. Wenden Sie die Stimulierung täglich 15 bis 20 Minuten an.

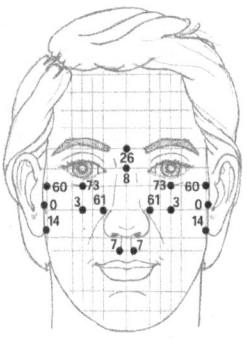

Lymphknoten

37, 50, 0

Diese zwei Punkte ermöglichen die Drainage des Lymphkreislaufes und die Ausscheidung von Ablagerungen, die mittransportiert werden und für das Auftreten der berühmten »Knoten« verantwortlich sind. Deren Vergrößerung kann man feststellen, wenn sie überladen sind.

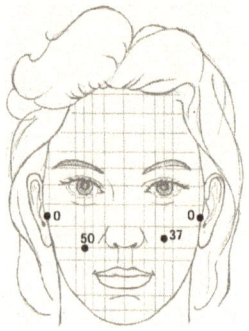

Die Stimulierung dieser drei Punkte muss mehrere Minuten lang durchgeführt werden.

M

Magenblutung

16, 37, 61, 50, 0

Diese Punkte wirken speziell auf Blutungen bei einem Magengeschwür ein und stoppen sie. Lassen Sie vor allem das Geschwür behandeln, doch diese Punkte vermeiden einen zu großen Blutverlust.

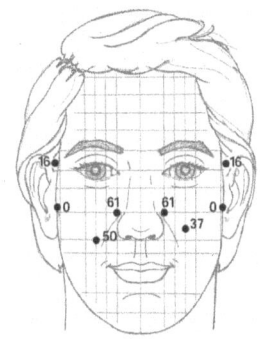

Magen-Darm-Entzündung

14, 17, 22, 38, 61, 143, 127, 0

Diese schwere Krankheit, die im Allgemeinen mit einer Amöben- oder Kolibakterieninfektion verbunden ist, zieht man sich meist bei Reisen in subtropische oder tropische Länder zu, obwohl sie immer häufiger auch in gemäßigten Breiten auftritt. Hauptüberträger sind Nahrungsmittel und Getränke. Nehmen Sie sich also vor Leitungswasser und schlecht gewaschenen Früchten und Gemüsen in Acht! Die Hauptsymptome sind Durchfall und Erbrechen, oft von Fieber begleitet.

Diese Punkte helfen Ihnen, das Problem zu lösen.

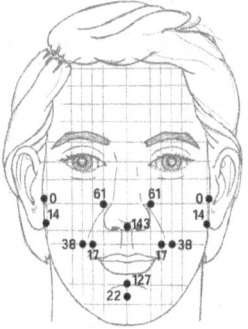

Magengeschwür (siehe auch *Gastritis*)

61, 64, 74, 39, 34, 17, 0

Ein Magengeschwür zeigt sich durch einen akuten Schmerz, der in den Minuten nach dem Essen
auftritt. Dieser Schmerz kann von Übelkeit, Erbrechen und manchmal sogar von Magenbluten begleitet sein. Tabak- oder Alkoholabhängigkeit, die
Einnahme bestimmter Medikamente, der Missbrauch von Tee, Kaffee, Überanstrengung, Stress,
Angst bereiten den Boden für Magengeschwüre.

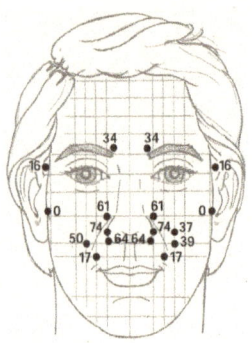

Die angegebenen Punkte fördern die Vernar-
bung der von Geschwüren befallenen Magen-
wand. Ihre entzündungshemmenden und antibak-
teriellen Eigenschaften sind sehr nützlich.

Bei Magenbluten die Punkte **37, 16, 61, 50, 0** stimulieren.

Magensäure

124, 34, 26, 39, 19, 0

Eine Übersäuerung des Magens kann wirksam
durch eine Gesichtsreflexzonenmassage behoben
werden. Wiederholen Sie die Massage bei Bedarf,
mit der Fingerspitze oder mit dem runden Ende eines Kugelschreibers.

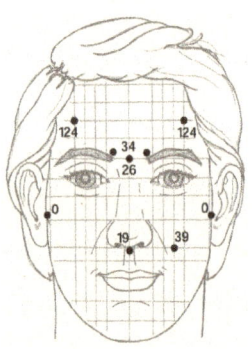

Neben einer Ernährungsumstellung ist es natürlich wichtig, die zum Magen gehörigen Zonen
zu stimulieren, aber ebenso die für Stress zustän-
digen. Denn häufig ist Stress die Hauptursache für
die Beschwerden.

Beginnen Sie also damit, sich zu entspannen:

- Stimulieren Sie die Punkte **124, 34, 26** und **0**,
- Daraufhin die Punkte **39** und **19**,
- zum Abschluss den Punkt **0**.

Sie können diese kurze Abfolge mehrmals täglich, am besten vor den Mahlzeiten, wiederholen, bis das Problem behoben ist. Wenn nötig, stimulieren Sie die Punkte nach dem Essen noch einmal, um die Verdauung zu fördern.

Malaria

14, 15, 26, 34, 124, 0

Diese wenigen Punkte können die Malaria nicht heilen, diese Infektionskrankheit, die in den Tropen oder Subtropen als Folge des Stichs einer Mückenart auftritt! Man muss sich einer Behandlung mit den klassischen Medikamenten unterziehen. Doch eine regelmäßige Stimulierung der angegebenen Punkte verbessert den Allgemeinzustand. Bei einem fiebrigen Anfall sollten Sie ebenfalls diese Punkte so oft wie möglich anwenden, bis eine Besserung eintritt.

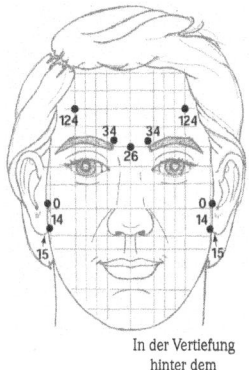

In der Vertiefung
hinter dem
Ohrläppchen

Mastdarm (siehe auch Hämorrhoiden)

19, 126, 365, 0

Alle Probleme, die mit dem Mastdarm in Zusammenhang stehen, können mit der Stimulierung dieser Punkte verbessert werden, zum Beispiel Hämorrhoiden, Einrisse oder Fisteln im Analbereich oder analer Juckreiz. Es wird empfohlen, diese Massage bis zur Heilung mehrmals täglich durchzuführen.

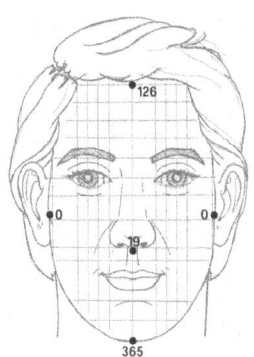

195

Mastose, schmerzende Brüste (siehe auch *Stillen*)

39, 73, 60, 7, 113, 0

Massieren Sie regelmäßig diese Punkte, und fügen Sie die Punkte um die Augen hinzu. Der Druck Ihrer Finger ist völlig ausreichend. Üben Sie mit drei aneinander gelegten Fingern einen mittelstarken Druck auf die Nasenwurzel aus, folgen Sie dem Rand der Augenhöhle unterhalb der Brauen und weiter dem Umriss des Auges, dann dem unteren Rand der Augenhöhle, dann kehren Sie zum Ausgangspunkt zurück.

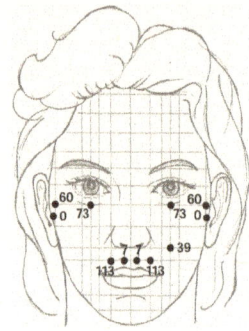

Menière-Krankheit

63, 65, 34, 0

Es handelt sich um plötzlich auftretende Schwindelanfälle, die von Ohrensausen begleitet sind, manchmal auch von Taubheit, und die unterschiedlich lang andauern. Diese Krankheit ist auf Störungen im Innenohr zurückzuführen, von dem das Gleichgewicht des Körpers kontrolliert wird. Die Ursache sind Durchblutungsstörungen, die zu einem zu hohen Druck der Labyrinthflüssigkeit führen.

Stimulieren Sie bei Schwindel so rasch wie möglich die angegebenen Punkte. Wiederholen Sie diese Massage so oft wie nötig und in jedem Fall täglich.

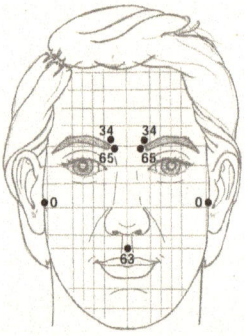

Menopause

7, 85, 87, 127, 156, 0

Die Menopause tritt ein, wenn die Sekretion der Eierstöcke nachlässt und die Menstruation dadurch langsam aufhört. Diese Zeit der hormonellen Umstellung kann einige Unannehmlichkeiten mit sich bringen, die mit Dien Cham leicht zu lindern sind. Hitzewallungen, Depressionen, Reizbarkeit, Kopfschmerzen, Müdigkeit sind nur vorübergehende Symptome und bestimmt keine Krankheiten.

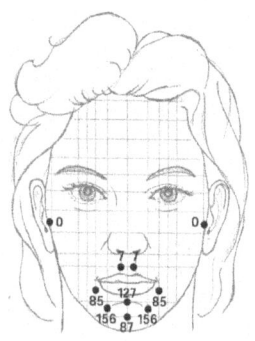

Menstruation, schmerzhafte

127, 156, 63, 7, 61, 1, 50, 37, 0
oder **37, 7, 113, 0**

Das Stimulieren dieser Punkte ist einfach und bei Bedarf rasch durchzuführen: Klopfen Sie mit drei aneinander gelegten Fingern (Zeigefinger, Mittelfinger und Ringfinger) entlang der Biegung des Kinns. Stimulieren Sie dann die Punkte **127** und **61**.

Die beiden Punktefolgen können gleichzeitig oder im Wechsel angewendet werden. Die zweite hat den Vorteil, dass man sie leichter im Gedächtnis behalten kann und dass sie überall unauffällig einzusetzen ist. Sie werden erstaunt sein, welche Linderung Ihnen diese einfache Massage verschafft!

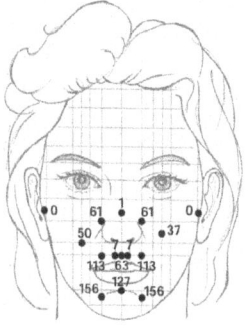

Menstruation, unregelmäßige

124, 37, 26, 63, 50, 7, 0

Diese Beschwerden, die in der Jugend so häufig sind, kommen meist von einer schlechten Verteilung der Fortpflanzungsenergie durch eine unregelmäßige Hormonausschüttung. Mit der angegebenen Punktefolge lassen sich gute Ergebnisse erzielen.

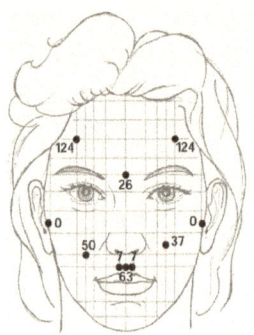

Überprüfen Sie den Zustand Ihres Verdauungsapparates, denn Störungen in diesem Bereich können Einfluss auf die Menstruation haben.

Manchmal muss man auch die Entspannungspunkte (**124, 34, 8, 0**) hinzufügen, da der Einfluss des Nervensystems auf derartige Probleme groß ist.

Auch zu einer Nahrungsergänzung mit Vitamin E (Weizenkeimöl oder ein Präparat) ist zu raten.

Menstruation, zu starke

16, 103, 50, 37, 287, 7, 127, 1, 0

Immer mehr Frauen leiden während der Menstruation unter Gebärmutterblutungen, die Müdigkeit, Eisenmangel und eine Reihe anderer Unannehmlichkeiten hervorrufen. Häufig sind die Beschwerden auf das Tragen der Spirale zurückzuführen, doch sie können auch auf einer hormonellen Störung beruhen, die behandelt werden muss.

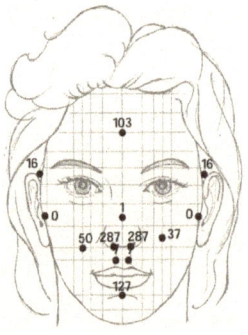

Diese Punkte müssen während der Periode, falls nötig mehrmals täglich, stimuliert werden. Im Allgemeinen gehen die Blutungen dann rasch auf das Normalmaß zurück.

Migräne

50, 127, 19, 3, 61, 124, 180, 0
oder **124, 41, 50, 61, 51, 180, 0**

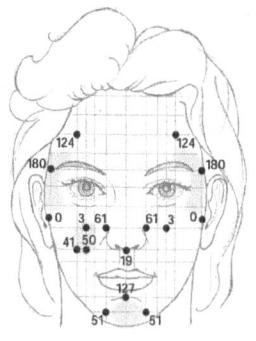

Die Migräne ist an einem dumpfen Kopfschmerz zu erkennen, der von Pulsieren begleitet ist und oft einseitig auftritt. Man spürt den Schmerz auch im Bereich der Schläfe und der Augenhöhle. Die Migräne wird oft von anderen Störungen des Nervensystems begleitet wie Übelkeit, Erbrechen, allgemeines Unwohlsein, all das zusammen mit einer großen Müdigkeit. Die häufigsten – der zahlreichen – Ursachen sind Verdauungsprobleme und Stress, aber man kann als weitere Möglichkeiten unter anderem auch Bluthochdruck und hormonelle Störungen anführen.

Wenn Sie das Gefühl haben, vor lauter Schmerz mit dem Kopf gegen die Wand laufen zu müssen (am besten aber schon vorher), denken Sie an Dien Cham! Im Prinzip verschwindet der Schmerz nach einer einzigen Behandlung. Wenn er auch nach einer zweiten Behandlung noch anhält, sollten Sie umgehend einen Arzt aufsuchen. Es könnte sich ein ernstes Problem hinter den Kopfschmerzen verbergen.

Im Fall von Augenmigräne fügen Sie die Punkte **100** und **108** hinzu. In Vietnam legen sich manche Menschen auch eine dünne Scheibe Ingwer auf die Schläfen.

Müdigkeit, allgemeine, Asthenie

50, 127, 19, 26, 103, 0
oder **1, 6, 17, 22, 43, 60, 124, 106, 0**

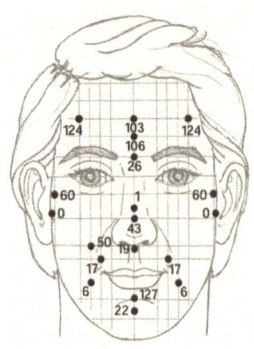

Die Müdigkeit, die manchmal auch chronisch wird, ist allzu häufig der Preis für ein Leben, das – selbst in den Ferien – im Hundert-Stundenkilometer-Tempo gelebt wird. Überanstrengung, schlechte Ernährungsgewohnheiten, Schlafmangel, Sorgen oder eine außergewöhnliche körperliche Anstrengung können Müdigkeit oder Energiemangel hervorrufen. Es kann sich aber auch um eine Folge von Infektionskrankheiten handeln. Sie tritt auch bei Menschen mit einer Krampfneigung auf, die meist mit Mangelerscheinungen verbunden ist (vor allem Kalzium und Magnesium). Es sollte wieder eine vernünftige Lebensweise eingeführt werden, wenn man weitere Schäden verhindern will!

Die angegebenen Punkte ermöglichen es Ihnen, Ihre Energie wieder auf Vordermann zu bringen und Ihren Organismus sofort zu kräftigen.

Multiple Sklerose

37, 60, 73, 74, 51, 63, 97, 98, 64, 0

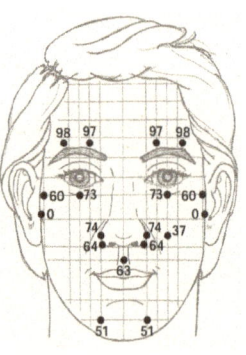

All diese Punkte behandeln Kribbeln, Taubheitsgefühle, Schmerzen und Lähmungen der Gliedmaßen. Deshalb kann man sie verwenden, um diese schreckliche Krankheit etwas zu lindern. Man kann, je nach Fall, auch die Punkte für Gesichtslähmung und die Punkte für Rückenschmerzen hinzufügen.

Im Besonderen:

- Punkt **51** behandelt Schmerzen in Armen und Beinen,
- die Punkte **63** und **64** behandeln Lähmungen der Beine,
- die Punkte **97** und **98** behandeln Lähmungen der Arme.

Muskelkater (siehe auch *Krämpfe*)

34, 127, 19, 61, 342, 50, 37, 0

Gleichgültig ob Ihr Muskelkater von körperlicher Überanstrengung kommt oder die Begleiterscheinung einer fiebrigen Erkrankung ist, diese Punkte lindern ihn rasch. Wenn Sie häufig unter Krämpfen leiden, führen Sie dieses kurze Programm regelmäßig durch, bis Ihre Beschwerden vollständig verschwunden sind. Sie können zusätzlich ein Magnesiumpräparat einnehmen.

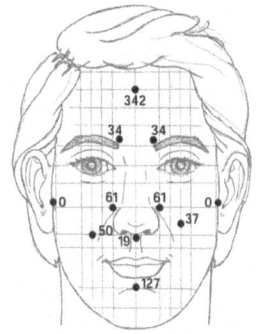

N

Nackensteife

8, 26, 106, 34, 0

Ob es sich um einen steifen Hals handelt oder um
das Ergebnis einer zu langen Unbeweglichkeit,
diese Punkte ermöglichen eine rasche Behebung
der Situation. Wenn Sie Beschwerden mit den
Halswirbeln haben, lösen dieselben Punkte sie
wirksam. Zögern Sie nicht, diese Punkte mehrmals täglich zu stimulieren, vor allem wenn Sie
durch Ihre Arbeit gezwungen sind, lange in einer
Haltung zu verharren.

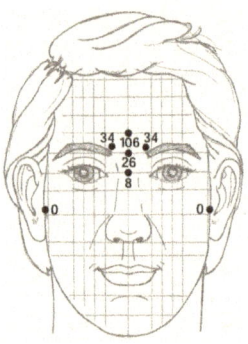

Nahrungsmittelallergien

61, 50, 3, 26, 60, 74, 17, 0

Diese Punkte fördern die Verdauung und verringern das Risiko einer Nahrungsmittelallergie, wie
sie heute so häufig geworden ist. Das liegt daran,
dass unsere Ernährung alle möglichen Zusatzstoffe
enthält, die wesentlich für das Auftreten dieser
Immunstörungen verantwortlich sind. Es ist wichtig, den Allergieauslöser zu finden und zu versuchen, ihn zu vermeiden, obwohl das manchmal
schwierig ist. In diesem Fall ist es gut, Dien Cham
anzuwenden, mit dem sich meist befriedigende
Resultate erzielen lassen.

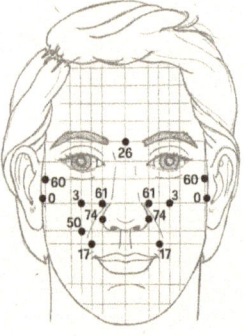

Nase, verstopfte

50, 19, 3, 61, 26, 34, 0

Das erste Zeichen von Grippe oder Schnupfen, eine verstopfte Nase, beeinträchtigt uns in unserer Aktivität. Man hat übrigens auch bewiesen, dass die Atmung durch den Mund anderen Krankheiten Tür und Tor öffnet – und unsere geistige Leistungsfähigkeit herabsetzt. Also sollte man sich sofort beim Auftreten einer verstopften Nase darum kümmern. Die Stimulierung der angegebenen Punkte hat eine sofortige und verblüffende Wirkung. Bereits nach der ersten Behandlung ist die Nase wieder frei.

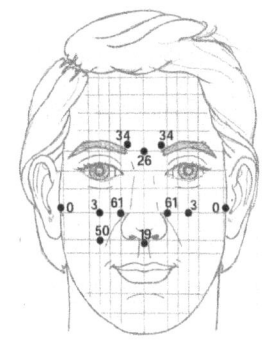

Nasenbluten

16, 50, 61, 124, 17, 0

Bei Kindern kommt Nasenbluten sehr häufig vor und stellt im Allgemeinen keine ernste Sache dar. Meist ist es auf einen Stoß oder ein zu heftiges Nasenputzen bei Schnupfen zurückzuführen.

Versuchen Sie diese Punkte, und drücken Sie dabei das blutende Nasenloch mit einem Finger zu.

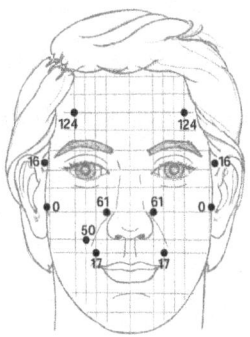

Nasennebenhöhlenentzündung

26, 50, 61, 65, 8, 124, 126, 106, 0

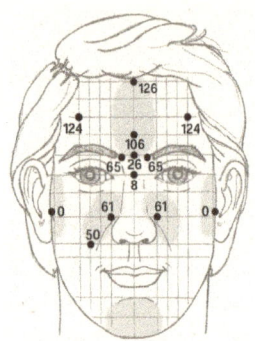

Diese Nebenhöhlenentzündung steht meist in Verbindung mit einer Allergie und ist eine Infektion, die akut oder chronisch sein kann. Sie ist die Ursache mitunter heftiger Schmerzen im Bereich der Stirn und kann sogar mit Fieber einhergehen.

Stimulieren Sie bei akuten Anfällen diese Punkte mehrmals täglich. Setzen Sie diese »Kur« dann mit wenigstens einer Massage täglich fort.

Nervöses Kind (siehe auch *Hyperaktivität bei Kindern*)

34, 60, 61, 26, 100, 103, 106, 124, 127, 0

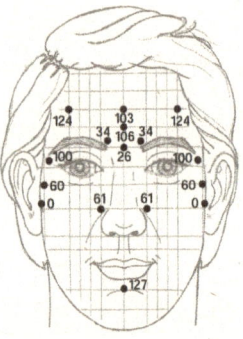

Wir leben in einer merkwürdigen Zeit, in der man selbst Kleinkindern verschiedene Beruhigungsmittel verschreibt! Dabei ist es möglich, die Nervosität und die Ängste der Kleinen mit natürlichen Methoden, die keine Gefahren bergen, zu behandeln. Zum Beispiel liefert die kurze Stimulierung dieser Punkte gute Ergebnisse. Bei einem kleinen Kind stimulieren Sie nur die betroffenen Bereiche sanft mit der Fingerspitze. Ihre Massage ähnelt einer Liebkosung, und Sie werden sehen, wie Ihr Kleines sich ganz natürlich entspannt.

Nervosität

8, 26, 34, 60, 61, 124, 127, 100, 106, 103, 0
Stress, Überanstrengung, verschiedene Probleme, hormonelle Störungen, aber auch der Mangel an bestimmten Mineralstoffen und Vitaminen können einen Zustand von Nervosität und Übersensibilität herbeiführen, der ungünstig für das Gleichgewicht unseres Lebens ist. So unumgänglich die Behebung der Ursachen ist, so wichtig ist es auch, die unangenehmen Symptome so schnell wie möglich in den Griff zu bekommen, da sie sonst erheblichen Schaden anrichten können.

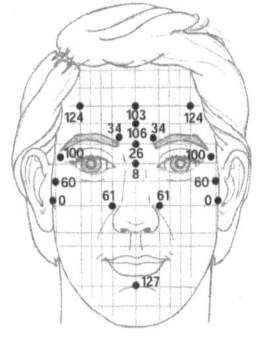

Zweimal täglich diese Punkte zu stimulieren, ist ein gutes Mittel im akuten Fall.

Diese Punkte können auch eingesetzt werden, um ein nervöses Kind zu beruhigen. Geben Sie ihm eventuell auch ein Präparat mit Vitaminen und Mineralstoffen, das für sein Alter geeignet ist (in Reformhäusern erhältlich).

Neuralgie

39, 60, 45, 17, 26, 103, 300, 0
Die Neuralgie ist ein Schmerz, der auf der Nervenbahn sitzt. Sie kann heftig, hartnäckig, dauerhaft oder kommend und gehend sein. Sie kann an einem bestimmten Punkt sitzen oder sich über die ganze Nervenbahn erstrecken. Was auch immer der Grund ist, und wo sie angesiedelt ist, der Schmerz ist in jedem Fall nur schwer zu ertragen.

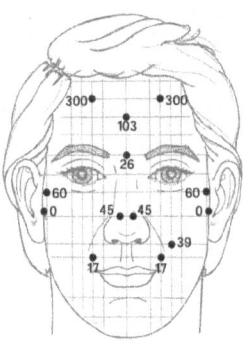

Diese Punkte wirken bei jeder Form von Neuralgie, aber Sie können auch die Punkte hinzufügen, die spezieller zum jeweiligen Bereich gehören. Stimulieren Sie die Punkte, bis der Schmerz verschwindet, und beginnen Sie erneut damit, sobald er wieder auftritt.

Nieren

17, 38, 300, 342, 43, 45, 560, 0

Diese Folge von Punkten stimuliert generell die Nierenfunktion. Sie ist also bei den unterschiedlichsten Nierenproblemen anwendbar. Zögern Sie nicht, bei einer Infektion die Punkte für die Blasenentzündung hinzuzufügen. Denken Sie daran, dass es in vielen Fällen gut ist, die Nieren zu stimulieren, um die Ausscheidung zu fördern (Cellulitis, verschiedene Vergiftungen, Drainage des Organismus).

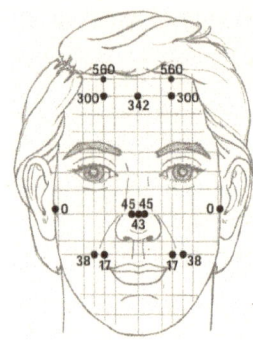

Nierensteine

38, 43, 45, 73, 300, 85, 0

Nichts lässt sich mit den Qualen vergleichen, die diese kleinen Steinchen im Inneren der Niere auslösen. Auch hier ist es einfacher, vorzubeugen als zu heilen, da diese Steine praktisch nicht aufzulösen sind. Trotzdem helfen diese Punkte bei kleinen Steinen, dass sie mit so wenig Schmerzen wie möglich abgehen.

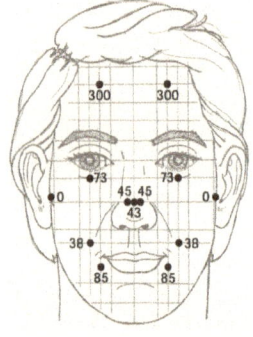

Wenn Sie bereits Nierensteine hatten, sollten Sie diese Punkte regelmäßig stimulieren, um die Bildung neuer Steine zu verhindern. Außerdem sollten Sie wissen, dass die regelmäßige und ausreichende Zufuhr von Magnesium oft die Bildung neuer Steine verhindert. Und wenn das Wasser aus Ihrem Wasserhahn zu alkalisch ist, filtern Sie es, oder nehmen Sie Mineralwasser.

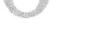

Ohnmacht

19, 26, 63

danach die Punkte für »Entspannen«: **124, 34, 26** und für »Kräftigen«: **127, 19, 103, 126** oder **19, 127, 61, 1, 124, 103, 34, 0**

Es ist immer gut, wenn Sie wissen, was Sie tun müssen, wenn es einem Menschen in Ihrer Gegenwart schlecht wird. Dafür gibt es mehrere mögliche Punktfolgen.

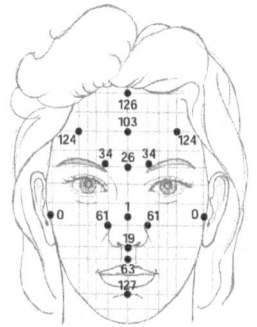

Falls Sie sich nicht mehr an die empfohlenen Punkte erinnern, sollten Sie vor allem als Grundlage Punkt **19** behandeln, den Punkt der Wiederbelebung.

Vereinfachte Methode: Es kann sein, dass Sie nicht alle Punkte im Gedächtnis haben. Dann ist Ihnen diese kurze Folge eine große Hilfe: **19, 127, 0**.

- Drücken Sie Punkt **19** kräftig, bis der Betroffene das Bewusstsein wiedererlangt.
- Wenn die Übelkeit andauert, stimulieren Sie die Punkte **127** und **0**.
- Dann reiben Sie kräftig die Ohren.

Ohrenentzündung

17, 38, 37, 61, 14, 15, 16, 0

Diese schmerzhafte Infektion des Ohrs ist bei Kindern sehr häufig. Umschläge mit Tonerde zusammen mit der Einnahme von Magnesiumchlorid genügen, um die Infektion rasch zu bekämpfen, vorausgesetzt, die Behandlung wird umgehend begonnen. In Zweifelsfällen ziehen Sie unbedingt Ihren Arzt zu Rate.

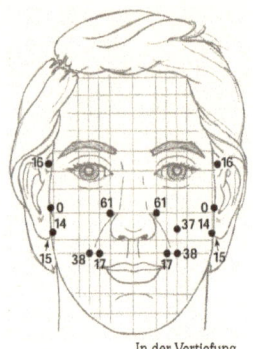

In der Vertiefung
hinter dem
Ohrläppchen

Die Stimulierung der angegebenen Punkte bringt eine rasche Linderung der Schmerzen und der Entzündung.

Anzumerken ist, dass häufig der übermäßige Genuss von Milchprodukten und Süßigkeiten zu wiederholten Ohrenentzündungen führt: Achten Sie daher darauf, dass Ihr Kind gesund ernährt wird.

Ohrgeräusche, Ohrensausen

3, 14, 15, 16, 0

Dieses unangenehme Sausen oder Pfeifen in den Ohren, das mitunter eine Stärke von bis zu 70 oder 80 Dezibel erreichen kann, beeinträchtigt das Leben derer, die es Tag und Nacht ertragen müssen. Die Ursachen dafür sind vielfältig, und es gilt natürlich zunächst, ihnen auf die Spur zu kommen. Manchmal muss nur ein Pfropfen Ohrenschmalz entfernt werden. Andere häufige Ursachen sind eine Reizung des Hörnervs, Bluthochdruck (Pfeifgeräusch), Arteriosklerose, Nieren- oder Leberprobleme oder Versteifungen im Bereich der Halswirbel.

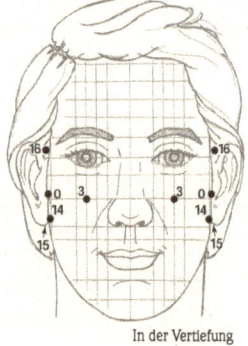

In der Vertiefung
hinter dem
Ohrläppchen

Diese Punkte erreichen eine Verringerung und in manchen Fällen sogar das Aufhören der Geräusche.

Osteoporose

1, 8, 20, 43, 45, 300, 342, 0

Es handelt sich um einen Abbau von Mineralstoffen im ganzen Skelett. Die Knochen werden brüchig und zerbrechlich, dadurch kommt es zu zahlreichen Knochenbrüchen, die oft spontan auftreten und schwierig zu heilen sind (Beckenbruch, Oberschenkelbruch). Dieses Problem tritt vor allem bei Frauen und vorwiegend nach der Menopause auf. Hauptursachen: der Abfall des Östrogenspiegels mit Eintritt in die Wechseljahre, dazu Bewegungsmangel und eine unausgewogene Ernährung, aber auch Störungen im Fettstoffwechsel, Krankheiten des Verdauungstrakts als Folge einer Magenentfernung, Diabetes oder Leberzirrhose.

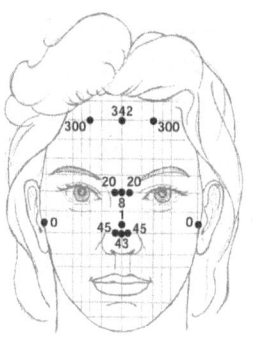

Denken Sie daran, neben den genannten Punkten auch diejenigen für hormonelle Störungen (Eierstöcke, Schilddrüsen) zu behandeln.

P

Parkinson-Krankheit

50, 60, 45, 26, 61, 124, 34, 0

Diese Krankheit, die den Betroffenen stark behindert, ist vor allem durch ein spezielles Zittern und
eine Muskelsteife gekennzeichnet, die dem Kranken eine ganz besondere Haltung geben. Meist
tritt diese Krankheit im Alter auf, doch es gibt
auch andere Formen, die manchen Viruserkran-
kungen folgen.

Die häufige und ausdauernde Stimulierung der
angegebenen Punkte ermöglicht ein Nachlassen
des Zitterns und der Muskelsteife.

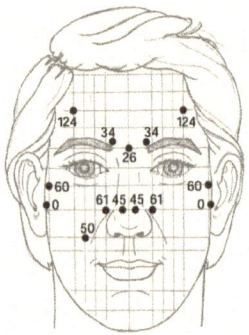

Periarthritis humero-scapularis (Schulterversteifung)

98, 180, 61, 34, 65, 97, 156, 0

Diese Form von Periarthritis befällt das gesamte
Muskel- und Sehnengewebe um das Schultergelenk. Sie kann die Folge einer Sehnenentzündung
sein oder zusammen mit einer Arthrose der Halswirbel oder einer Neuralgie im Hals-Arm-Bereich
auftreten. Sie ist schmerzhaft und hinderlich,
kann aber leicht durch die Stimulierung dieser
Punkte verbessert werden. Man führt sie einige
Minuten in Folge zwei- bis dreimal täglich durch.

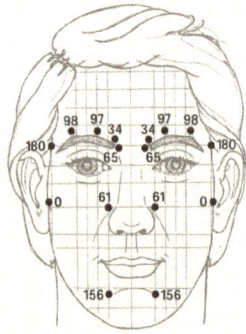

Prellungen (siehe auch *Verstauchungen*)

50, 461, 130, 127, 100, 97, 0

Es ist gut, diese Punkte zu wissen, denn im Fall von Prellungen oder Verstauchungen ist es ideal, so bald wie möglich mit der Stimulierung zu beginnen. Dies kann Schmerzen und eine Verschlimmerung des Problems verhindern.

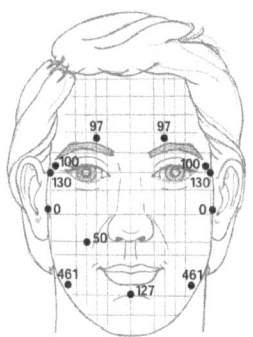

Denken Sie auch daran, einige Minuten kaltes Wasser über die Verletzung laufen zu lassen.

Beachten Sie, dass Punkt **100** vor allem dem Handgelenk entspricht (Verstauchung und andere Probleme), die Punkte **97** und **127** dem Fußknöchel.

Prostatabeschwerden

7, 113, 65, 73, 156, 87, 0
auch **22, 37, 63, 0**

Viele Männer über 50 leiden unter Beschwerden, die durch eine Vergrößerung der Prostata hervorgerufen werden. Die Entzündung der Prostata ist äußerst unangenehm. Sie zeigt sich zum Beispiel in schmerzhaftem und häufigem Wasserlassen und Fieber begleitet von schmerzhaftem Schüttelfrost.

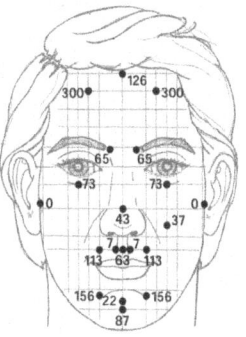

Versuchen Sie in jedem Fall die regelmäßige Stimulierung dieser Punkte. Die zweite kurze Folge kann auch im Lauf des Tages schnell angewendet werden, wann immer es nötig erscheint.

Gegen häufiges Wasserlassen die Punkte **126**, **43** und **300** hinzufügen.

Pruritus (Juckreiz)

17, 50, 3, 60, 0
auch **26, 3, 61, 60, 50, 87, 0**

Dieses Jucken geht meist mit einer Schädigung der Haut (Ekzem, Schuppenflechte) einher. Es gibt aber auch Hautjucken, das unabhängig von einer solchen Erkrankung zu sein scheint. So kann analer oder vaginaler Juckreiz durch zu große Hitze oder Feuchtigkeit, durch das Tagen von synthetischer Unterwäsche oder in Verbindung mit einer Allergie auftreten (Seife, Toilettenpapier).

In jedem Fall tut es Ihnen gut, wenn Sie regelmäßig diese Punkte stimulieren, denn das verschafft Ihnen eine beträchtliche Erleichterung.

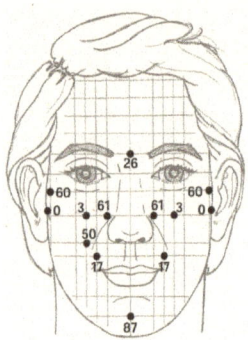

Psychische Probleme

87, 103, 106, 124, 34, 26, 0

Psychische Probleme jeder Art können durch die Stimulierung dieser Punkte gebessert werden, zum Beispiel Depression, Gedächtnisschwäche, Konzentrationsprobleme, Aggressivität oder Überempfindlichkeit.

Es ist nötig, diese Massage über einen längeren Zeitraum täglich durchzuführen und sich nicht mit einer Besserung zufrieden zu geben.

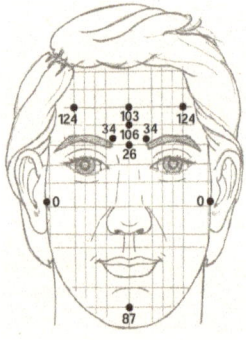

R

Reisekrankheit

Im Auto, Flugzeug: **127, 19, 26, 103, 0**
oder **19** und die Punkte »Entspannen«: **124, 34, 26, 0)**
Bei Seekrankheit **63, 61, 26, 0**

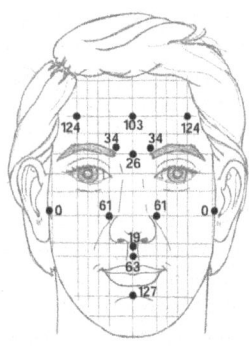

Wer hat nicht schon irgendwann einmal ein Kind oder gar einen Erwachsenen im Auto gehabt, dem es während des Fahrens schlecht geworden ist – mit den ganzen Unannehmlichkeiten, die das für alle bedeutet! Gar nicht zu reden von der Seekrankheit, die schon so manchen Urlauber bei einer Kreuzfahrt als Einziges die Ankunft im Hafen genießen hat lassen. In welchem Verkehrsmittel auch immer, die Reisekrankheit ruft beim Betroffenen eine Reihe höchst unangenehmer Beschwerden hervor: kalten Schweiß, Übelkeit und manchmal Erbrechen, Schwindel bis hin zur Ohnmacht.

In allen Fällen ist Dien Cham eine wirksame Hilfe. Sie können die angegebenen Punkte vor der Abfahrt stimulieren, wenn Sie Angst vor der Reise haben, oder sobald die ersten Anzeichen von Übelkeit auftreten.

Rückenschmerzen, Rückenprobleme

19, 26, 38, 43, 63, 103, 106, 0
oder **124, 126, 143, 300, 342, 0**
Die folgenden Punkte lindern speziell:

- Rückenwirbelbereich: **106, 103, 342**
- Lendenwirbelbereich: **300, 560, 126, 43, 45, 0**

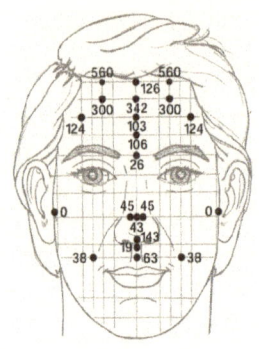

Die angegebenen Punkte erlauben die Stimulierung des gesamten Rückgrats. Wo auch immer das Problem sitzt, es ist immer empfehlenswert, zuerst alle Punkte zu stimulieren und sich dann speziell auf den schmerzenden oder erkrankten Bereich zu konzentrieren. Sie können auch eine Auswahl treffen, die Ihnen nötigenfalls (etwa am Arbeitsplatz) eine kürzere Anwendung ermöglicht, die sie bei den ersten auftretenden Schmerzen sofort einsetzen können, anstatt zu warten, bis der Schmerz sich festgesetzt hat.

Hinweis: Die Stimulierung dieser Punkte ist auch Menschen zu empfehlen, die zwar nicht unter Rückenschmerzen leiden, aber müde sind oder aufgrund ihrer Tätigkeit lang stehen oder sitzen müssen.

S

Samenerguss, vorzeitiger

19, 63, 300, 0

Diese Punkte steigern die sexuelle Energie und erlauben so, wirksam gegen alle Probleme sexueller Schwäche zu kämpfen, mit denen dieses unangenehme Symptom verbunden ist. Sie können auch die Punkte zur sexuellen Stärkung hinzufügen; Sie finden sie unter den Stichworten Impotenz und Sexualität.

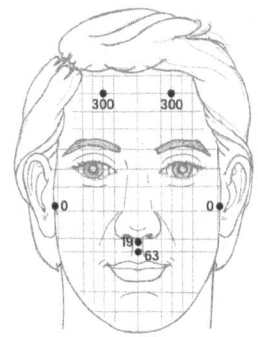

Schädeltrauma

87, 103, 127, 26, 124, 34, 0

Diese Punkte können die Beschwerden lindern, die einem Stoß auf den Kopf folgen, selbst wenn sie schon längere Zeit andauern, also zum Beispiel Schwindel, Kopfschmerzen oder Übelkeit. Selbst wenn Ihr Kind nur eine kleine Beule hat, stimulieren Sie so schnell wie möglich diese Punkte!

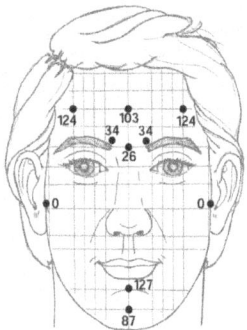

Scheidenentzündung

61, 60, 37, 50, 17, 38, 63, 7, 87, 0

Es gibt nichts Unangenehmeres als dieses dauernde Brennen in einem so empfindlichen Bereich! Meist steht diese Art Entzündung in Verbindung mit einer Pilzerkrankung oder einer Allergie. Auch die Neigung zur Scheidentrockenheit kann die Ursache sein.

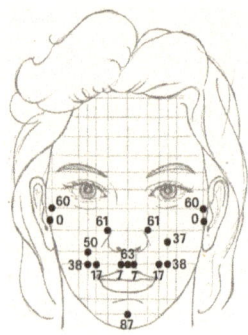

Stimulieren Sie die angegebenen Punkte einige Minuten, tragen Sie Unterwäsche aus weißer Baumwolle, nehmen Sie ein Vitamin-E-Präparat, und verwenden Sie keine Seife zur Reinigung des Intimbereichs.

Scheidenkrampf

19, 63, 50, 156, 127, 0

Der Scheidenkrampf ist ein schmerzhafter Krampf der Scheidenmuskeln, der beim Geschlechtsverkehr Schmerzen bereitet, ihn sogar oft unmöglich macht. Meistens ist die Ursache psychischer Natur: schmerzhafte, erschreckende Erfahrungen aus der Vergangenheit (Operation, Entbindung, sexueller Missbrauch), Scheidentrockenheit, bedingt durch mangelndes Verlangen nach einem Partner, oder körperliche Beschwerden, die einen Schmerz in der Tiefe hervorrufen (wie eine Zyste oder eine Gebärmutterentzündung).

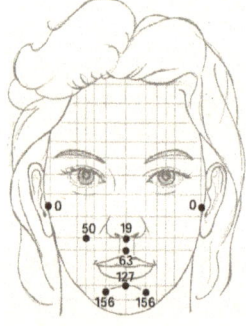

Wenn die Stimulierung der genannten Punkte den Schmerz gelindert hat, ist es wichtig, auch die Ursache zu behandeln (schlagen Sie unter den entsprechenden Stichworten nach).

Scheidentrockenheit

287, 0

Diese unangenehme Erscheinung, die oft mit der Menopause in Verbindung steht oder die Folge eines chirurgischen Eingriffs ist, kann mit der Stimulierung dieses Punktes leicht behoben werden.

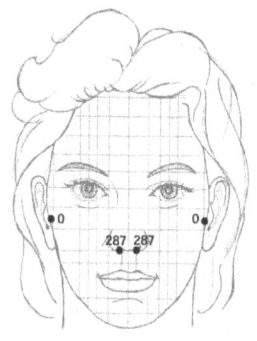

Schilddrüse, Regulierung

7, 8, 14, 39, 100, 0
oder **14, 15, 26, 8, 20, 0**

Mit diesen beiden Punktefolgen kann die Schilddrüse sowohl bei Unter- als auch bei Überfunktion behandelt werden. Es besteht kein Risiko. Unter- und Überfunktion sind Ursache zahlreicher Beschwerden, die vom Facharzt behandelt werden müssen.

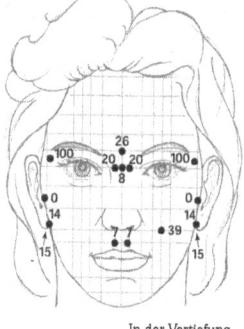

In der Vertiefung
hinter dem
Ohrläppchen

Bevor Sie sich einer Hormontherapie unterziehen, die meist ein Leben lang durchgeführt werden muss, versuchen Sie es mit der Stimulierung dieser Punkte. Massieren Sie kräftig das Kiefergelenk und die Nasenwurzel. Wiederholen Sie diesen Vorgang mehrmals täglich, bis Sie ein Ergebnis erzielen.

Unterfunktion: Fügen Sie Punkt **15** hinzu und die Punkte unter dem Stichpunkt »Kräftigung«: **127, 19, 103, 126.**

217

Schlaflosigkeit

124, 34, 26, 0
oder **124, 34, 51, 16, 14, 0**

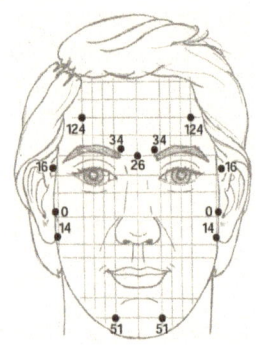

Wenn Sie zu wenig schlafen oder Ihr Schlaf unruhig und nicht erholsam ist, wachen Sie mit einer schlechten Kondition auf. Ihr Tag wird Ihnen zur Last, und Ihre Gesundheit nimmt auf die Dauer ernsthaft Schaden. Die große Zahl der in den meisten Industrieländern verkauften Schlafmittel beweist, wie weit verbreitet dieses Leiden ist.

Der Schlaf hängt von einem empfindlichen Gleichgewicht ab, das durch zahlreiche Faktoren gestört wird, zum Beispiel Stress, Überanstrengung, Sorgen und geistige Überaktivität, auch hormonelle Probleme dürfen nicht vergessen werden. Nach der Traditionellen Chinesischen Medizin kann auch ein Ungleichgewicht im Bereich des Herzens, der Leber, der Gallenblase und der Nieren zu Schlaflosigkeit führen.

Stimulieren Sie die angegebenen Punkte vor dem Einschlafen und während der Nacht, wenn Sie aufwachen. Im Allgemeinen finden Sie nach wenigen Behandlungen zu einem erholsamen Schlaf. Probieren Sie aus, welche Punktefolge Ihnen am besten hilft.

Schläfrigkeit

19, 0

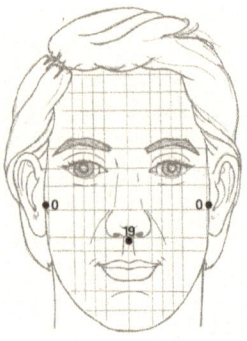

Die Stimulierung dieser beiden Punkte, die in jedem Fall sehr leicht zugänglich sind, wird Ihnen gute Dienste leisten und Sie wieder hellwach machen, wenn Sie das brauchen – sei es im Auto (machen Sie trotzdem genügend Pausen!) oder unter irgendwelchen anderen Bedingungen.

Für eine anregende Wirkung stimulieren Sie Punkt **19** nach oben.

Schläfrigkeit nach dem Essen

19, 50, 0

Wenn Sie nach dem Essen einen unwiderstehlichen Drang zum Schlafen fühlen, oder wenn Sie einfach am Anfang des Nachmittags Probleme haben, wieder in Schwung zu kommen, versuchen Sie es mit der Stimulierung dieser Punkte. Sie machen Sie rasch wieder fit und hellwach.

Stimulieren Sie Punkt **19** aufwärts (abwärts ist die Wirkung beruhigend).

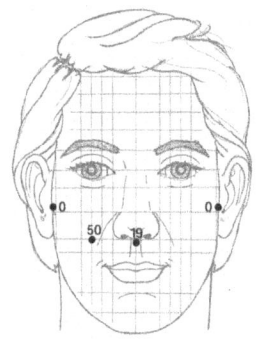

Schluckauf

19, 39, 61, 26, 0

Wer von uns kennt diese kleine Unpässlichkeit nicht, die so störend ist, vor allem wenn sie in der Öffentlichkeit auftritt? Es gibt Fälle, in denen der Schluckauf sogar mehrere Tage anhalten kann und den Betroffenen am Essen, Trinken und Schlafen hindert. Er beginnt meist bei einer Kontraktion, wenn man dabei ist, etwas zu schlucken. Man verschluckt sich, oder man lacht oder spricht beim Essen (was unsere Großmütter nicht geschätzt haben). Der Schluckauf kann auch auftreten, wenn der Körper während einer Mahlzeit abkühlt, weil

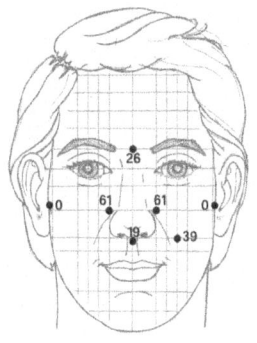

dies den Krampf des Zwerchfells hervorrufen kann, den wir als Schluckauf bezeichnen.

Das Beste ist, so bald wie möglich die angegebenen Punkte zu stimulieren, bevor der Schluckauf sich richtig festgesetzt hat.

Schmerz

26, 124, 34, 61, 60, 39, 41, 50, 3, 14, 16, 0
Diese Punkte wirken schmerzstillend und ermöglichen in den meisten Fällen eine rasche und natürliche Linderung von Schmerzen. Wenden Sie die Stimulation bei Bedarf an – möglichst umgehend und, falls nötig, mehrfach. Das kann ausreichen, um die Einnahme von Substanzen zu vermeiden, die Ihrem Organismus schaden oder sich als giftig erweisen.

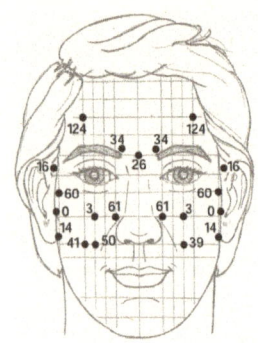

Wichtig: Vergessen Sie nicht, dass Schmerz ein Alarmzeichen ist, das Ihr Körper Ihnen sendet, um deutlich zu machen, dass etwas nicht stimmt. Achten Sie darauf, und pflegen Sie sich, um das Auftreten größerer Probleme zu vermeiden. Gehen Sie im Zweifelsfall zum Arzt!

Schmerz, stechender

3, 50, 60, 0
Diese Punkte entsprechen ganz speziell diesem Schmerz, der so schwer zu ertragen ist, wenn er etwa bei Zahnschmerzen, Ischias oder Gürtelrose auftritt. Fügen Sie, selbstverständlich, immer auch die Punkte für den Bereich, in dem der Schmerz auftritt, hinzu.

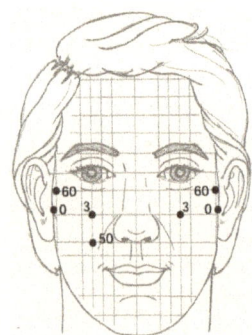

Schnupfen

50, 19, 3, 61, 26, 124, 0

Ein japanisches Sprichwort besagt, dass ein Schnupfen, den man nicht kuriert, die Grundlage für alle Krankheiten ist. Meist verläuft der Schnupfen harmlos, man muss jedoch trotzdem immer mit Komplikationen rechnen, vor allem bei Kindern und alten Menschen, deren Immunsystem geschwächt ist. Man sollte ihn also besser nicht vernachlässigen. Mehr als 200 Viren können die Ursache sein! Die meisten Menschen fangen sich zwei- bis dreimal pro Jahr einen Schnupfen ein, mit all den unangenehmen Begleiterscheinungen wie Nasennebenhöhlenentzündung, laufende Nase, tränende und gereizte Augen.

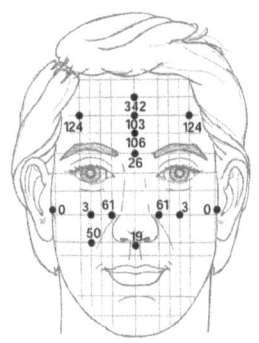

Die Stimulierung der angegebenen Punkte bringt sofortige Erleichterung. Das Ergebnis wird Sie überraschen, da die meisten anderen Therapien kaum eine Wirkung zeigen. Vergessen Sie nicht: Wenn Sie wieder in die Kälte hinausmüssen, wiederholen Sie die Stimulierung!

Bei beginnendem Schnupfen massieren Sie folgende Bereiche:

Es genügt, dass Sie müde sind, damit die Kälte eindringen kann und sich die ersten Anzeichen des Schnupfens zeigen (laufende Nase, gereizter Hals, Niesen). Man muss von Anfang an die Energie wieder in Schwung bringen.

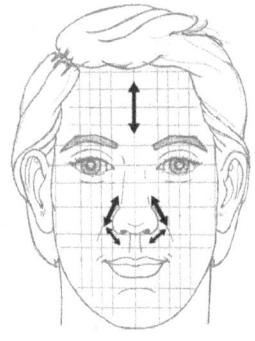

- Massieren Sie mit dem Zeigefinger kräftig die Nasenflügel, entlang der Nasenlöcher und vor den Ohren, wie die Pfeile in der Zeichnung zeigen.
- Massieren Sie mit dem abgebogenen Daumengelenk ebenso kräftig die Mitte der Stirn, auf Höhe der Punkte **106, 103, 342.**

Tipps: Trinken Sie nur heiße Getränke! Sie können die angegebenen Punkte mit einem Weihrauchstäbchen als Moxa erwärmen. Beschränken Sie sich in diesem Fall darauf, die glühende Seite des Stäbchens in eine geringe Entfernung von dem gewählten Punkt zu bringen, sodass Sie die Wärme spüren können. Vor allem: Verbrennen Sie sich nicht! Sie können das Gesicht auch mit dem Fön erwärmen. Das klingt merkwürdig, ist aber wirksam!

Schockzustand

19, 26, 124, 34, 43, 0

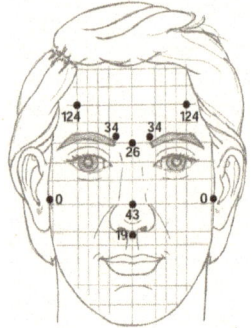

Es ist nützlich, sich diese Punkte für einen Unfall, einen nervlichen oder seelischen Schreck zu merken, die möglicherweise einen Schockzustand nach sich ziehen, der sogar zum Tod führen kann. Wichtigste Anzeichen sind Blässe, schwacher und schneller Puls, flache und unregelmäßige Atmung, Angst, Unruhe, der Mensch hat Durst und erbricht manchmal. Wenn man nicht rasch handelt, verliert der Erkrankte das Bewusstsein, während der Kreislauf zusammenbricht.

Schuppenflechte

34, 124, 19, 50, 26, 61, 3, 41, 38, 0

Für diese hartnäckige und oft erbliche Hautkrankheit ist an exponierten Stellen (Ellbogen, Knie, Kopfhaut) und manchmal am ganzen Körper das Auftreten von trockenen, glänzenden Schuppen typisch. Die Haut darunter kann leicht bluten.

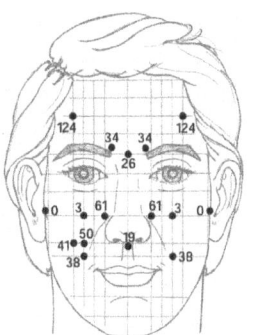

Die Schuppenflechte, die oft mit Stress in Verbindung steht, kann sich durch die angegebenen Punkte verbessern, die wenigstens zweimal täglich einige Minuten stimuliert werden.

Lassen Sie alle Lebensmittel weg, die den Zustand der chronischen Vergiftung, der allen Hautkrankheiten zugrunde liegt, verschlimmern können.

Schwangerschaft fördern

7, 113, 63, 127, 0
oder **127, 156, 87, 50, 37, 65, 0**

Diese Punkte haben schon vielen Frauen geholfen, schwanger zu werden.

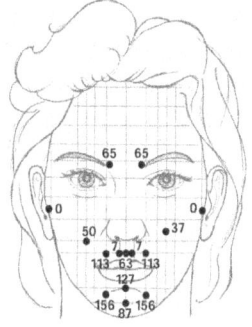

Stimulieren Sie die Punkte täglich, bis das Resultat erreicht ist. Empfehlen Sie auch Ihrem Partner, die Fruchtbarkeit zu stimulieren (siehe Sexualität).

Sie können Dien Cham während Ihrer ganzen Schwangerschaft durchführen. Das erlaubt Ihnen, die kleinen alltäglichen Unpässlichkeiten zu lindern, ohne Medikamente nehmen zu müssen, die immer bedenklich sind. Denken Sie nur stets daran, dass einige Punkte die Entbindung fördern: Vermeiden Sie diese bis zum Beginn der Geburt! (Hinweise dazu finden Sie an den entsprechenden Stellen in diesem Kapitel.)

Wichtig: Ab dem siebten Monat oder bei Gefahr einer Fehlgeburt, vermeiden Sie es, die Punkte unterhalb der Nase zu stimulieren!

Schwindel

63, 34, 106, 65, 60, 8, 0

Ein Schwindelanfall ist zwar in den meisten Fällen
harmlos, doch kann er auch das erste Anzeichen
einer ernsteren Erkrankung sein. Suchen Sie un-
verzüglich den Arzt auf, wenn die Symptome andauern oder von Übelkeit und Erbrechen begleitet
sind. Zu den harmlosen Ursachen gehören zum
Beispiel plötzlicher Wechsel der Körperlage wie
schnelles Aufstehen, Anämie, schlechte Durchblutung des Gehirns, übermäßige Hitze oder große
Höhe.

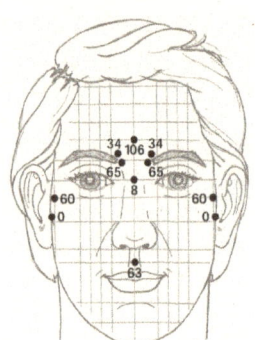

In all diesen Fällen ist die Stimulierung der angegebenen Punkte von Nutzen.

Schwitzen, übermäßiges

124, 34, 60, 19, 61, 50, 127, 87, 51, 16, 0

Mit dieser Folge von Punkten lassen sich die häufigsten Ursachen des Schwitzens behandeln.
Wenn Sie diese Stimulierung regelmäßig durchführen, vermeiden Sie im Sommer diese unangenehme Begleiterscheinung.

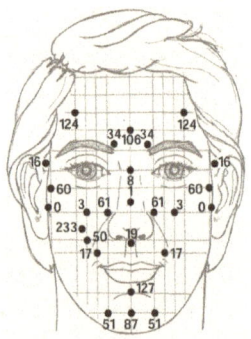

- Die folgenden Punkte betreffen das übermäßige
  Schwitzen im Allgemeinen: **0, 8, 17, 50, 60,
  61, 106, 124, 233.**
- Die folgenden Punkte lindern vor allem Fuß-
  schweiß: **1, 50.**
- Und wenn Sie oft feuchte Hände haben: **1, 3, 50.**

Sehstörungen

3, 6, 8, 16, 34, 50, 97, 98, 130, 0
Augenschmerzen: **130, 100, 0**   Auch **60, 177, 185, 191, 195, 197, 0**

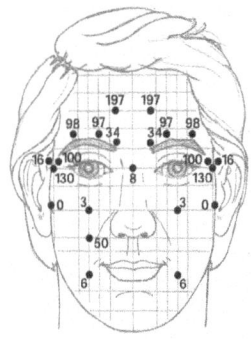 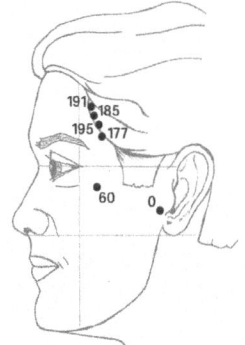

Stimulieren Sie diese Punktefolgen, um Ihr Sehvermögen zu verbessern, und entscheiden Sie, welche Ihnen am meisten bringen. Meist sind es die Punkte, die bei Berührung am empfindlichsten sind. Bauen Sie sich so Ihr persönliches Programm auf, das Sie dann regelmäßig anwenden sollten.

Es gibt noch eine zweite Methode, die Sie abwechselnd oder ergänzend mit der ersten durchführen können: Stimulieren Sie das Umfeld der Augen, immer entlang der Augenhöhle. Diese Punkte helfen Ihnen bei Kurzsichtigkeit, Astigmatismus oder Weitsichtigkeit. Je häufiger man stimuliert, desto schneller erzielt man ein Ergebnis.

Sekretionen verringern

106, 126, 63, 7, 17, 1, 50, 61, 15, 16, 51, 22, 0

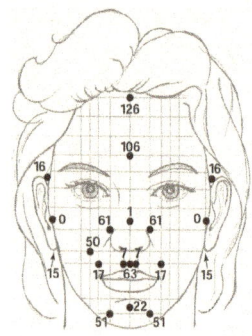

In der Vertiefung
hinter dem
Ohrläppchen

Diese Punkte helfen, die verschiedenen Körpersekrete, die im Übermaß produziert werden, zu verringern. Dabei ist es gleichgültig, ob es sich um heftiges Schwitzen oder Weinkrämpfe, die man nicht stoppen kann, handelt. Sie helfen auch bei Nasenschleimhautentzündung, bei der die Nase stark läuft, oder bei reichlichem Auswurf.

Es ist nicht nötig, alle Punkte zu stimulieren. Wählen Sie diejenigen aus, die bei Ihnen am wirksamsten sind, oder wechseln Sie ab.

Achtung: Es gibt Fälle, in denen man den Körper besser ausscheiden lässt, was ihn belastet, ohne einzugreifen.

Sekretionen verstärken

26, 3, 39, 85, 19, 87, 0

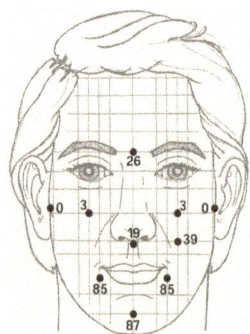

Hier ist, wie in anderen Fällen anzumerken, dass der Punkt **0** regulierend wirkt. Er steigert die Sekretionen, wenn es nötig ist, und verringert sie, wenn sie zu stark auftreten. Falls Sie sich nicht sicher sind, ob Ihre Entscheidung richtig ist, wählen Sie Punkt **0**. Damit ermöglichen Sie Ihrem Körper, selbst die Regulierung zu übernehmen, und das ist oft günstiger als zum falschen Zeitpunkt mit irgendwelchen anderen Mitteln einzugreifen.

Sexualität

1, 7, 19, 43, 45, 63, 300, 0

Ob bei Mann oder Frau, diese Punkte stimulieren die Lebensenergie und steigern die sexuelle Energie. Sie führen auch zu einem beträchtlichen Wiederaufblühen der Energie, vor allem wenn Ihr Problem durch Müdigkeit oder Überanstrengung bedingt ist. Falls Sie das Gefühl haben, dass Stress oder zu große nervliche Anspannung die Ursachen sind, sollten Sie damit beginnen, die Entspannungspunkte zu stimulieren und dann diese Folge anschließen:

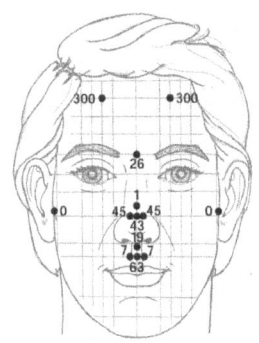

- Bei Problemen mit der Erektion: **63, 300.**
- Um das Verlangen anzuregen: **63, 300.**
- Um übermäßige sexuelle Heftigkeit zu dämpfen: **26.**

Sich verschlucken (Gräte, Kern)

19, 63, 7, 14, 0

Dieses Missgeschick ist Ihnen sicher auch schon passiert. Babys und Kinder sind besonders häufig davon betroffen. Meist reicht es, dem Betroffenen auf den Rücken zu klopfen, doch es gibt auch ernstere Fälle, in denen diese kurze Punktefolge gute Dienste leistet.

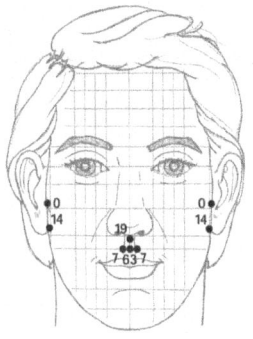

- Stimulieren Sie Punkt **19** stark, mit dem abgerundeten Ende des Kugelschreibers beziehungsweise des Rollers oder was Ihnen sonst in die Hand kommt.
- Reiben Sie dann den ganzen Bereich zwischen dem unteren Ende der Nase und der Oberlippe.

Meist reicht bereits die Stimulierung von Punkt **19**, damit der unerwünschte Gegenstand wieder zum Vorschein kommt.

Sonnengeflecht (Solarplexus)

180, 73, 61, 3, 0

Wie oft haben Sie nicht einen Ihrer Angehörigen sagen hören, dass er Ameisen oder Steine in der Magengegend verspürt. Das signalisiert Stress, Angst, Sorgen, nervöse Spannung mit allen vorhersehbaren Folgen für die Gesundheit und das Gleichgewicht, wenn diese Situation anhält.

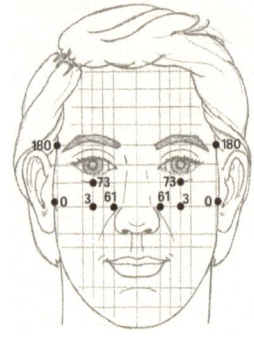

Die angegebenen Punkte beruhigen das Sonnengeflecht. Sie helfen Ihnen, sich zu entspannen und zu einer tieferen Atmung zu finden. Es ist wichtig, das Sonnengeflecht zu lösen, um den Energiefluss zu den nahe liegenden Organen zu ermöglichen, also zu Leber, Gallenblase, Magen, Bauchspeicheldrüse, Milz, Dünndarm und Herz, denn diese leiden für gewöhnlich als Erste unter dieser Blockierung.

Diese Punkte rufen häufig Schwitzen hervor.

Sonnenstich (siehe auch *Hitzschlag*)

26, 103, 3, 85, 60, 87, 14, 15, 16, 0

Jeder weiß es: Zu langer Aufenthalt in der prallen Sonne kann negative Folgen für die Gesundheit haben. Selbst wenn man alle Vorsichtsmaßnahmen ergreift, ist man vor einem Sonnenstich oder Hitzschlag nicht immer gefeit. Schon manch einer ist ungewollt auf einer in den Wellen schaukelnden Luftmatratze oder am Strand eingeschlafen, was ihm eine übermäßige Dosis bescherte. Im Hochsommer sind auch die endlosen Staus auf der Autobahn eine Gefahrenquelle.

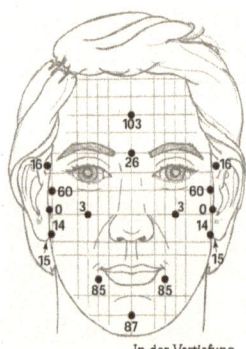

In der Vertiefung hinter dem Ohrläppchen

In all diesen Fällen reichen eine anhaltende Müdigkeit, eine Schwächung der Abwehrkräfte in Verbindung mit der Austrocknung des Körpers, um einen Hitzschlag oder Sonnenstich hervorzurufen. Besonders Kinder sind anfällig dafür!

Vorbeugend sollten Sie im Sommer besonders viel Wasser trinken und darauf achten, dass Ihre Nahrung Salz enthält.

Im akuten Fall müssen die angegebenen Punkte so lange stimuliert werden, bis der Betroffene sich wieder wohl fühlt. Legen Sie auch kalte Kompressen auf Stirn, Nacken und Brust, und geben Sie dem Betroffenen reichlich zu trinken. Im Zweifelsfall den Notarzt rufen!

Speichelfluss, mangelnder

14, 0

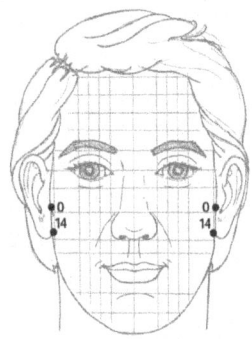

Es genügt, leicht auf diese Punkte zu klopfen, um den Speichelfluss anzuregen. Lassen Sie trotzdem von Ihrem Arzt Ihre Bauchspeicheldrüse untersuchen, die mitunter die Ursache sein kann.

Sportler-Fitness

19, 1, 45, 50, 43, 6, 103, 127, 0

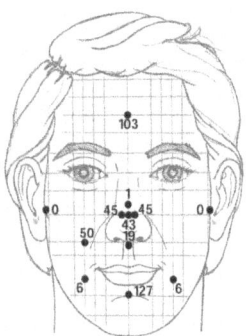

All diese Punkte zielen darauf ab, die Abwehrkräfte zu stärken und den Organismus zu kräftigen, der bei Sportlern häufig durch ein Training am Rande der Kraftgrenzen überbeansprucht ist. Es handelt sich hier um lauter Kräftigungspunkte, die man auch bei einem einfachen Fall von Müdigkeit anwenden kann. Die Stimulierung sollte vorzugsweise morgens oder im Lauf des frühen Tages durchgeführt werden.

Sprachschwierigkeiten

8, 14, 60, 65, 0

Die Schwierigkeiten beim Sprechen können verschiedene Ursachen haben, zum Beispiel Störungen der Gehirndurchblutung oder ein Gehirntumor. Das Phänomen hängt oft mit dem Älterwerden zusammen.

Punkt **8** stimuliert speziell das Sprachzentrum des Gehirns.

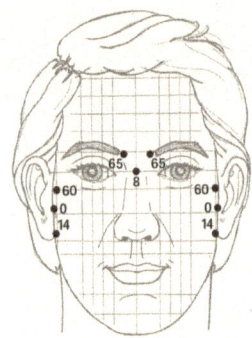

Steifer Hals (siehe auch *Halswirbel*)

34, 26, 106, 8, 50, 100, 87, 65, 0

Der steife Hals wird nicht allein durch einen Luftzug verursacht, wie man allgemein glaubt. Er ist viel häufiger das Ergebnis von einem Übermaß an Anspannung. Das Phänomen ist zwar sehr unangenehm, aber nicht ernsthafter Natur, und es verschwindet nach einigen Stunden von allein wieder. Doch mit Dien Cham kann man das Problem im Allgemeinen in einigen Minuten beseitigen.

Falls Sie unterwegs davon überrascht werden und nicht wissen, welche Punkte Sie stimulieren müssen, sollten Sie daran denken, dass die Zone

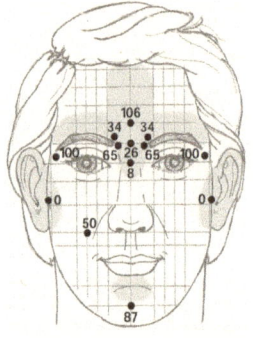

zwischen den Augenbrauen den Halswirbeln entspricht. Die Stimulierung dieser gesamten Zone (**34, 65, 26**) hilft meist, das Problem im Nu in den Griff zu bekommen.

Steißbein

126, 143, 0

Wenn Sie unter Schmerzen am Steißbein leiden, beispielsweise infolge eines Sturzes, oder weil Sie zu lange sitzen müssen, stimulieren Sie diese beiden Punkte so lange, bis die Schmerzen verschwunden sind.

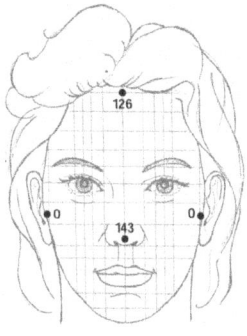

Stillen

73, 39, 60, 87, 0

Die Stimulierung dieser Punkte fördert die Milchproduktion. Sie können die Massage direkt nach der Geburt und – je nach Bedarf – täglich oder sogar mehrmals täglich vor dem Stillen durchführen.

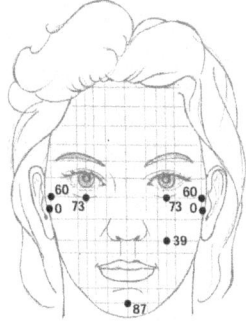

Stimmverlust

14, 8, 26, 106, 61, 38, 0

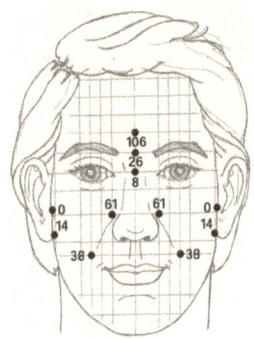

Versagt Ihre Stimme, schafft diese Punktefolge Abhilfe. Falls die Stimme Ihnen nicht gehorcht, wenn Sie rasch das Wort ergreifen müssen, nicht zu Hause sind und nicht mehr wissen, welche Punkte Sie stimulieren müssen, um dem Übel zu Leibe zu rücken, machen Sie folgende Notfall-Massage: Stimulieren Sie nur die Punkte **14** und **8** einige Augenblicke lang. Wiederholen Sie diesen Vorgang, wenn nötig.

Stress

17, 6, 19, 180, 124, 34, 26, 0

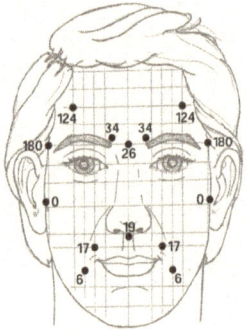

Es ist wichtig zu lernen, mit dem Stress umzugehen, dem jeder praktisch täglich ausgesetzt ist. Stressfaktoren sind zum Beispiel Überanstrengung, Konflikte, schwierige oder wichtige Gespräche, Prüfungen oder Sorgen.

Sie sollten sich diese kurze Punktefolge gut einprägen, damit Sie sich ihrer sofort bedienen können, wenn es nötig ist. Je häufiger Sie diese Stimulierung anwenden, desto seltener werden Sie eine »Stress-Massage« brauchen. Es wäre auch gut, einige Atemübungen hinzuzufügen, dazu reicht es schon, einfach während einiger Minuten Ihre ganze Aufmerksamkeit Ihrem ruhigen Ein- und Ausatmen zu widmen.

T

Tabakabhängigkeit

50, 19, 3, 60, 85, 127, 300, 61, 14, 124, 34, 26, 0

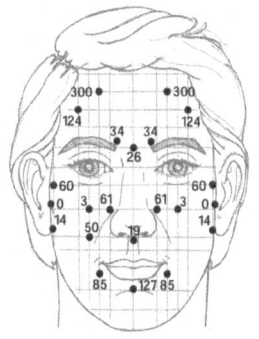

Heutzutage kennt jeder über die schweren Schäden, die das Rauchen hervorruft, und doch schaffen es nur wenige, diese bedauerliche Angewohnheit abzulegen. Schon Jugendliche in der Pubertät gewöhnen sich das Rauchen an und haben es dann umso schwerer, wenn sie es als Erwachsene aufgeben wollen.

Die zwei wichtigsten Stellen – vor allem bei Entzugserscheinungen, wenn Sie versuchen, das Rauchen aufzugeben – sind die Punkte **14** und **61**. Man sollte diese Punkte mehrmals täglich stimulieren – und immer dann, wenn man das Bedürfnis nach Tabak verspürt.

Taubheit

14, 15, 16, 45, 65, 74, 0

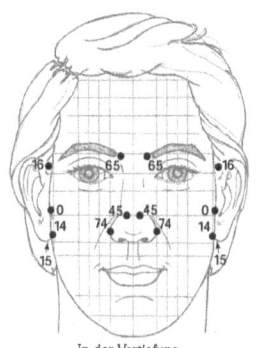

All diese Punkte ermöglichen mitunter ein komplettes oder teilweises Wiedererlangen des Gehörs, wenn das Problem noch nicht zu lange besteht und nicht auf eine unheilbare Verletzung zurückzuführen ist. In jedem Fall gehen Sie kein Risiko ein, wenn Sie es versuchen. Häufig wird Ihre Geduld mit einem erfreulichen Resultat belohnt!

In der Vertiefung
hinter dem Ohrläppchen

Taubheitsgefühle

19, 37, 51, 50, 60, 0

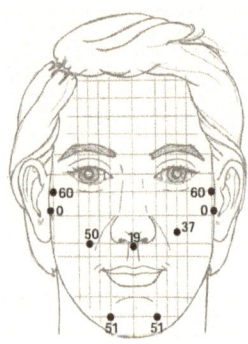

Kribbeln, »eingeschlafene« Hände oder Füße, Stechen, Wärme- oder Kältegefühl, das Gefühl, auf Watte zu gehen und Ähnliches sind Symptome, die man unter Taubheitsgefühle einordnet.

Unabhängig davon, welche Ursachen diese Empfindungen haben, kann man sie durch die Stimulierung der angegebenen Punkte verbessern. Sie wirken sich auch günstig auf das Kribbeln aus, das man beim Aufwachen manchmal am ganzen Körper verspürt. Selbstverständlich müssen Sie trotzdem einen Arzt aufsuchen, um die individuelle Ursache abklären zu lassen.

Tennisarm

97, 98, 17, 0

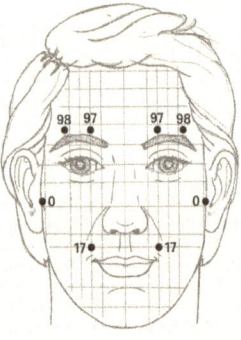

Der Tennisarm ist eine Art von Sehnenentzündung und hat seinen Namen, weil wegen der dauernden und gleichförmigen Bewegung des Arms besonders häufig Tennisspieler davon betroffen sind. Doch können die Beschwerden genauso gut bei Menschen, die viele Stunden am Computer arbeiten, bei Pianisten und anderen Instrumentalisten auftreten und Schmerzen im Handgelenk, den Händen und den Unterarmen hervorrufen.

Die angegebene Punktefolge kann hier erhebliche Linderung verschaffen.

Tetanie

50, 19, 63, 26, 61, 103, 0

Es handelt sich um Muskelkontraktionen, die vor allem die Extremitäten (Hände, Füße) betreffen, sich aber auch auf die ganzen Gliedmaßen und manchmal auf den Rumpf ausdehnen können. Diese Beschwerden gleichen einer chronischen Neigung zu Krämpfen. Sie treten vor allem auf, wenn der normale Kalziumspiegel im Blut absinkt – aufgrund einer Mangelerscheinung oder weil durch eine Unterfunktion der Nebenschilddrüsen Kalzium schlecht aufgenommen wird. Tetanie kann aber auch bei bestimmten Infektionskrankheiten auftreten.

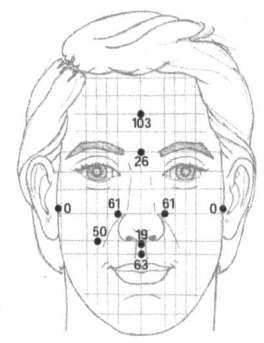

Trunkenheit (siehe auch *Alkoholismus* und *Entgiftung*)

19, 26, 85, 0

Diese Punkte ermöglichen es, die Wirkungen des Alkohols schneller zu vertreiben. Für bessere Ergebnisse ist auch zu empfehlen, einen Eiswürfel einige Augenblicke auf diese Punkte zu legen. Stimulieren Sie die Punkte anschließend, bis die Wirkungen des Alkohols verschwunden sind.

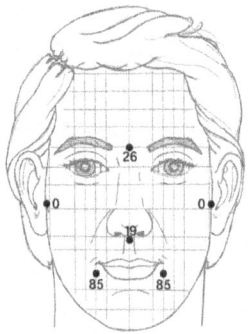

U

Übelkeit

19, 26, 61, 0

Dieses weit verbreitete Symptom hat im Allgemeinen keine ernste Bedeutung, es sei denn, es hält an und ist von wiederholtem Erbrechen begleitet (suchen Sie dann einen Arzt auf). Die Ursache können Verdauungsprobleme, eine Migräne, eine Allergie, der Beginn einer Schwangerschaft oder eine Störung im Innenohr (wie bei der Reisekrankheit) sein.

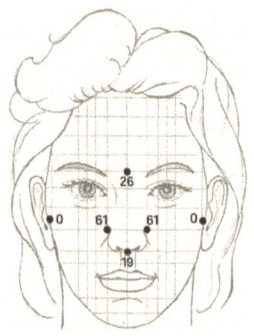

In all diesen Fällen (außer bei Schwangerschaft) bringt die Stimulierung dieser Punkte eine rasche Linderung.

> **Achtung!**
> Bei Schwangerschaft diese Punkte nicht stimulieren.

Überanstrengung

19, 124, 103, 34, 45, 127, 22, 0

Wenn Sie sich angewöhnt haben, das Müdigkeitsgefühl – sei es körperlich oder geistig – zu übergehen, sind Sie überanstrengt. Müdigkeit ist ein Alarmsignal. Auch viele Kinder und Jugendliche sind heutzutage überanstrengt. Daran haben vor allem der dauernde Schlafmangel durch zu langes Fernsehen und nächtliches Ausgehen Schuld.

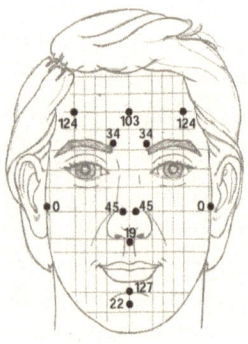

Es ist zwar unumgänglich die Ursachen zu beheben, doch können Ihnen die angegebenen Punkte eine große Hilfe sein, um die Erholung Ihres übermüdeten Organismus zu fördern.

V

Verbrennungen

17, 26, 38, 85, 60, 61, 14, 15, 16, 0

Diese Punktefolge hilft, den Schmerz zu lindern. Stimulieren Sie die Punkte zusammen mit den Punkten, die dem von der Verbrennung betroffenen Bereich entsprechen. Denken Sie auch an die Anwendung von Tonerde, die lindert und zu einem raschen Wiederaufbau des Gewebes beiträgt.

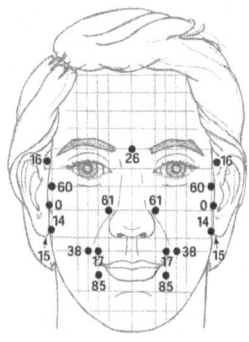

In der Vertiefung
hinter dem
Ohrläppchen

Verdauungsstörungen

(siehe auch *Gastritis*)

50, 38, 127, 39, 37, 0

Dieses Problem, das häufig nach einem zu üppigen oder zu stark mit Alkohol begossenen Essen auftritt, zeigt sich erst, wenn die Verdauungsfunktionen gestört sind. Leber, Bauchspeicheldrüse, Magen, Gallenblase, Zwölffingerdarm, Darm hängen eng mit dieser Funktionsstörung zusammen.

Stimulieren Sie diese Punkte nach dem Essen oder sogar schon vorher, wenn Sie Bedenken in Bezug auf die kommende Mahlzeit haben.

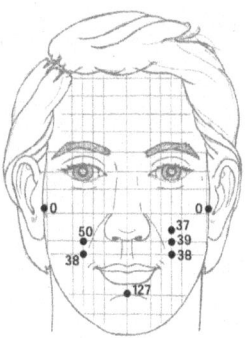

Verstauchung

61, 127, 51, 34, 26, 103, 106, 0
oder **127, 124, 106, 26, 0**

Punkt **100** entspricht dem Handgelenk, Punkt **461** dem Fußknöchel und Punkt **50** wirkt bei Verstauchungen von Fuß oder Hand. Denken Sie bei Verstauchungen auch daran, rasch den Schmerzbereich zu stimulieren, der sich in der Mitte des Kinns befindet (siehe Zeichnung). Stimulieren Sie anschließend die Gesamtheit der Punkte. Das wird Ihnen helfen, sehr viel rascher Ihre Beweglichkeit wiederzuerlangen.

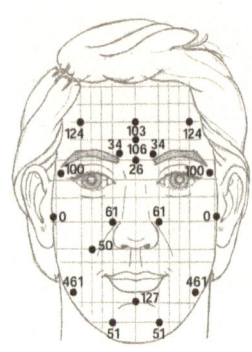

Verstopfung

50, 19, 3, 143, 41, 97, 98, 38, 0

Dieses so häufige Problem – eine zu langsame Entleerung des Darms oder eine zu geringe Stuhlmenge – kann viele Ursachen haben. Dazu gehören zum Beispiel ein Hindernis (eine Verengung oder teilweise Verstopfung des Darms) oder eine Funktionsstörung des Darms, sei es durch eine Verringerung des Muskeltonus oder durch einen zu starken Muskeltonus, der von schmerzhaften Krämpfen begleitet ist. Sehr häufig leiden Menschen mit zu hohem Blutdruck unter Verstopfung, sie kommt aber auch oft bei Menschen, die sehr viel Fleisch (und

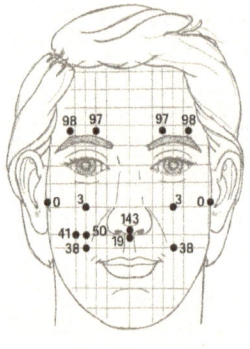

Fleischprodukte wie Wurst) essen, vor, ebenso bei Menschen, die wenig Ballaststoffe (Obst und Gemüse) zu sich nehmen, wenig trinken und sich wenig bewegen.

Die angegebene Punktefolge wird Ihnen rasch Erleichterung verschaffen.

Es gibt ein einfaches Verfahren, mit dem ausgezeichnete Ergebnisse erzielt wurden, sogar in schweren Fällen, die einige Tage gedauert haben:

• Mit zwei Fingern der rechten Hand (Zeigefinger und Mittelfinger, mit dem Daumen als Stütze) fahren Sie von rechts nach links um den Mund herum.

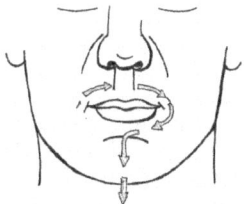

- Wenn Sie in der Mitte des Kinns angelangt sind, rutschen Sie mit einer kurzen heftigen Geste nach außen.
- Trinken Sie außerdem beim Aufstehen nüchtern eine große Tasse heißes, leicht gesalzenes Wasser.
- Wiederholen Sie das Verfahren etwa 50-mal. Sie können es auch mehrmals am Tag ausführen.

W

Warzen

26, 20, 50, 3, 51, 0

Diese kleinen unschönen Wucherungen verschwinden oft durch eine regelmäßige Stimulierung der Punkte. Es wird auch empfohlen, die Ernährung mit Kalzium und Magnesium zu ergänzen.

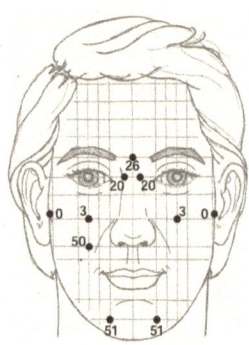

Wasseransammlungen (siehe *Cellulitis*)

Weißfluss

1, 3, 7, 43, 61, 37, 63, 87, 127, 22, 287, 16, 0

Dieses oft auch einfach als Ausfluss bezeichnete, unangenehme Phänomen wird durch die regelmäßige Stimulierung dieser Punkte verbessert, deren adstringierende Wirkung mit einer Regulierung des Hormonsystems verbunden ist. Punkt **0** stimuliert die Lebensenergie.

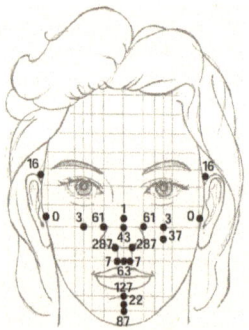

Wiederbelebung

19, 127, 26, 124, 34, 0

Die Anhänger der Kampfkünste kennen den Punkt **19** gut. Es ist einer der wichtigsten Kuatsu (Wiederbelebungspunkte), deren Stimulierung bei Bewusstlosigkeit, Ertrinken und Atemstillstand wirksam ist. Während Sie auf den Notarzt warten, drücken Sie kräftig auf diesen Punkt, wenn nötig mit dem Daumennagel, bis der Betroffene das Bewusstsein wiedererlangt.

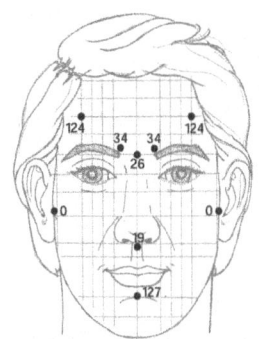

Wirbelsäule

Von 19 bis 126, 0

Man findet im Gesicht für jeden Wirbel einen entsprechenden Punkt. Wenn die Wirbelsäule in einem guten Zustand ist, bedeutet das die Garantie für eine gute Gesundheit.

Wenden Sie diese Punkte regelmäßig an, warten Sie nicht erst Rückenschmerzen ab. Und wenn Sie unter Rückenschmerzen leiden, stimulieren Sie die für Sie wichtigen Punkte:

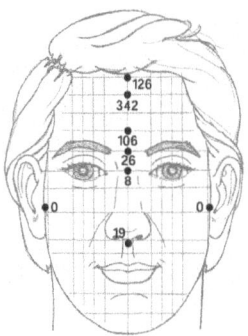

8, 26, 106: Halswirbel.

19 bis **8** (auf dem Nasenrücken): Brustwirbel.

342: Lendenwirbel (Hexenschuss).

126 bis **19**: Die Stimulierung dieser Linie löst die Wirbelsäule.

126, 342: Um Ihre Wirbelsäule wieder in Form zu bringen oder um Sie biegsamer zu machen, stimulieren Sie zunächst diese zwei Punkte mit kleinen von oben nach unten ausgeführten Strichen, klopfen Sie dann absteigend über die Stirn und die Nase, gehen Sie schließlich die ganze Linie wieder hinauf und enden wie immer mit Punkt **0**.

241

Würmer, Bandwurm

19, 41, 43, 45, 3, 38, 39, 126, 127, 130, 365, 0

All diese Punkte fördern die Ausscheidung von Darmparasiten, die häufig Kinder befallen, manchmal aber auch Erwachsene: Madenwurm, Spulwurm, Bandwurm. Dafür ist es von Bedeutung, die Leberfunktion zu stärken, außerdem die Gallenblase, deren mangelnde Funktion oft für die Entwicklung von Würmern verantwortlich gemacht wird.

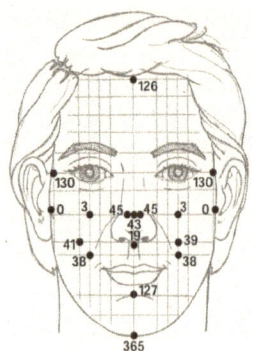

Die Stimulierung wirkt abends am besten. Der Punkt **127** ist besonders bei einem Bandwurm geeignet, dessen Abstoßung er fördert. Die Massage muss mindestens zehn Minuten dauern.

Z

Zähne

39, 3, 16, 43, 51, 57, 61, 8, 34, 106, 124, 180, 0

All diese Punkte lindern Zahnschmerzen. Wählen Sie den, der Ihnen am besten entspricht:

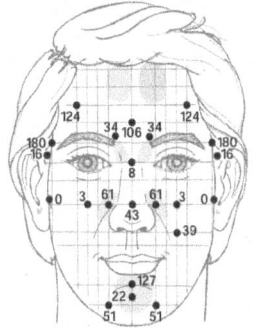

- Punkt **51** lindert die Schmerzen.
- Punkt **15** gehört zu beiden Kiefern.
- Die Punkte **22** und **127** lindern Schmerzen im Unterkiefer.
- Die Folge **124, 180, 61, 127, 22, 0** heilt zwar Karies oder einen Abszess nicht, aber sie ermöglichen es, ohne Schmerzen bis zum Termin beim Zahnarzt durchzuhalten. Das Ergebnis spüren Sie in fünf bis zehn Minuten. Sie können auch nur die in der Zeichnung gezeigten Bereiche mit den Fingern massieren. Wiederholen Sie diese Punktefolge im Lauf des Tages, bis die Schmerzen verschwunden sind.
- Eine andere, leicht anzuwendende Methode ist es, unter der Nase sanft zu massieren und leicht zu kneifen.

Zahnfleischentzündung

8, 15, 38, 43, 34, 60, 180, 0

Ihr Zahnfleisch ist empfindlich, blutet jedes Mal beim Zähneputzen und manchmal sogar, wenn Sie in einen Apfel beißen? Dann leiden Sie wahrscheinlich unter einer Zahnfleischentzündung.

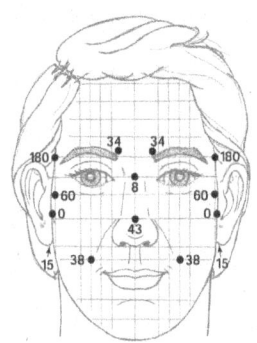

In der Vertiefung
hinter dem
Ohrläppchen

Stimulieren Sie die angegebenen Punkte, und verwenden Sie nach den Mahlzeiten eine weiche Zahnbürste. Jeden Morgen eine Mundspülung mit Nativem Olivenöl extra oder Erdnussöl von etwa zehn Minuten Dauer wird Ihnen ebenfalls sehr gut tun.

Zehen

365, 0 *und der Rand des Unterkiefers*

Bei einer Verletzung, Verstauchung oder einem Bruch einer Zehe hilft die Stimulierung von Punkt **365** sofort. Dehnen Sie diesen Punkt auf den knöchernen Rand des Unterkiefers aus: Die große Zehe ist nahe der Mitte angesiedelt, und die anderen Zehen sind dann nacheinander aufgereiht.

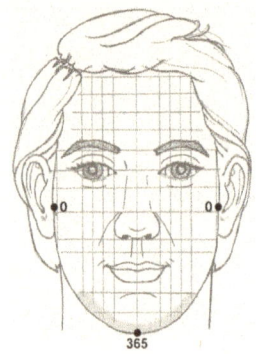

Zittern

45, 1, 50, 60, 124, 34, 0

Diese Punkte können das Zittern stoppen, gleichgültig, was die Ursache dafür ist: Müdigkeit, Frösteln, aber auch Zittern aus Altersgründen, oft mit der Parkinson-Krankheit verbunden (siehe dort) oder bei einer Infektionskrankheit.

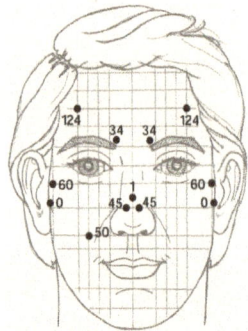

244

Zungenkrampf

7, 60, 3, 8, 14, 0

Wer hat nicht schon einmal die unangenehme Erfahrung dieser Art von Krampf gemacht, der einen
aus heiterem Himmel während des Essens über-
fällt? Wenn Sie die Punkte **7** und **60** massieren, erreichen Sie eine rasche Besserung.

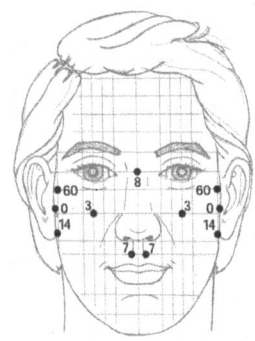

Zwerchfellhernie

61, 37, 39, 74, 0

Die harmlosen Beschwerden kommen daher, dass
sich Teile des Magens durch den Hiatus oesopha-
geus (Öffnung im Zwerchfell für den Durchtritt
der Speiseröhre) in den Brustraum verlagern. Dadurch werden verschiedene Symptome hervorgerufen, die sogar den Gedanken an einen Herzan-
fall wecken können. Oft reicht schon eine einzige
Dien-Cham-Behandlung, um das Problem zu lösen.

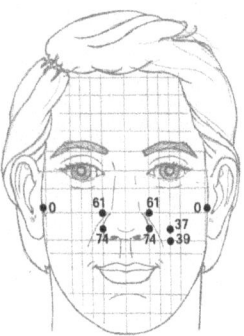

Spezielle Tipps von Nhuan Le Quang

Sie halten nun alle Grundlagen des Dien Cham in Händen, die Sie brauchen, um selbst alle Arten von Schmerzen zu lindern, Krankheiten bereits in den Anfängen zu stoppen und sogar chronische Fälle zu behandeln. Sie werden erstaunt sein, wie einfach und wirksam diese Reflexzonenmassage ist.

Leitlinien für eine bessere Gesundheit

Bevor ich Sie sich selbst überlasse, möchte ich einige Punkte noch einmal verdeutlichen, die mir besonders wichtig erscheinen.

Die Gesundheit beruht auf einem guten Energiefluss

Der Energiefluss ist das Fundament, auf dem Ihre Gesundheit ruht. Demzufolge ist jeder Schmerz eine Blockierung dieser Energie, verlangsamt und verringert jede Müdigkeit diesen Energiefluss. Und jede organische Störung ist auf eine Beeinträchtigung der Energie zurückzuführen. Man muss also den Energiefluss wieder anregen und die Energie wieder ins Gleichgewicht bringen, damit der Organismus sich selbst heilen kann.

Im Umkehrschluss kann man also sagen: Wenn mit Ihrer Energie alles vollkommen in Ordnung ist, können Sie nicht krank werden. Erst wenn Sie es zulassen, dass die Müdigkeit sich breit macht, die Sorgen von Ihnen Besitz ergreifen, schleichen sich die Gesundheitsstörungen ein. Es kann mit einem einfachen Schnupfen beginnen, gefolgt von einer Angina, von heftiger Müdigkeit, Fieber, Husten, Bronchitis oder manchmal sogar Asthma. Es treten Schmerzen auf, im

Rücken oder in den Schultern oder verschiedene Beschwerden, die von blockierten Halswirbeln ausgehen.

Kurz gesagt: Alle möglichen Krankheiten können erscheinen und in den schwächsten Organen oder Körperbereichen zu Tage treten. Wie die Geier machen sie sich über alles her, was in Ihrem Körper irgendeine Schwäche zeigt.

Verhindern, dass der Schmerz sich festsetzt

Das Hauptziel von Dien Cham ist, dass jeder Mensch eine Krankheit von Anfang an unter Kontrolle bekommt, den Schmerz daran hindert, sich festzusetzen, den Schnupfen überall und immer stoppt. Sie benötigen dazu nur Ihre Finger oder einen einfachen Kugelschreiber und müssen nicht einmal zu Hause sein, um die Methode anzuwenden.

In allen westlichen Ländern scheinen die Menschen darauf programmiert zu sein, erst den Ausbruch einer Krankheit abzuwarten, um dann zum Arzt zu gehen und anschließend Medikamente zu schlucken. Ergebnis: Sie ziehen Ihre Probleme, Ihre Schmerzen in die Länge, manchmal über Jahre. So ist es oft mit Rückenschmerzen, die man als »Krankheit des Jahrhunderts« bezeichnet, weil niemand in der Lage ist, sie wirklich zu lindern (mit Ausnahme kompetenter Chiropraktiker). Dabei würden in den meisten Fällen zwei »Striche« mit dem Kugelschreiber genügen, um zu erreichen, dass der Schmerz sich gar nicht erst festsetzt.

Doch viele Menschen, vor allem Ärzte und Therapeuten, raten eher dazu, nichts zu tun, weil man den Schmerz nicht vertreiben dürfe, um eine Diagnose stellen zu können, oder weil beim Schnupfen Gifte ausgeschieden werden.

In gewisser Hinsicht haben sie sogar Recht: Schmerzen sind ein Warnsignal, und der Schnupfen ist eine Form der Entgiftung. Doch Sie werden sehr schnell erfahren, dass es, wenn sich die Krankheit oder der Schmerz erst einmal festgesetzt haben, vielleicht schon zu spät für eine Heilung ist, selbst wenn die Ärzte Ihre Krankheit diagnostizieren und Ihnen erklären, dass Sie unter Arthritis, Arthrose, Rheuma, Polyarthritis, Halswirbelbeschwerden oder irgendeiner Entzündung leiden.

Glauben Sie wirklich, dass der Arzt Ihren Beschwerden in wenigen Tagen ein Ende machen kann, weil er ihnen einen Namen geben kann – gleichgültig, ob mit einer Behandlung der Schulmedizin oder mit der Massage eines Physiotherapeuten? Oder gar einer Operation, deren Ergebnis mitunter eher vom Zufall abhängt. In jedem Fall müssen Sie jede Menge chemischer Präparate schlucken (Antibiotika, Kortikoide und andere Entzündungshemmer), und das manchmal monate- oder jahrelang, und der Schmerz ist immer noch da!

Häufig haben Sie mehr Glück, wenn Sie auf eine energetische Behandlung zurückgreifen wie Akupunktur, Shiatsu, Magnetismus, Reflexzonenmassagen (Füße, Hände, Gesicht), Farbtherapie, Chiropraktik, Homöopathie oder auf pflanzliche Heilmittel, Ernährungstherapie und andere Naturheilverfahren. Sie werden aber auch dann einige Sitzungen oder eine mehrmonatige Behandlung brauchen, um gute Ergebnisse zu erzielen.

Lohnt es sich da nicht, eine schneller wirksame Methode – Dien Cham – zu lernen und anzuwenden? Eine Methode, die Sie lediglich beim ersten Auftreten der Probleme anwenden müssen, um den Schmerz daran zu hindern, sich festzusetzen. Sie haben die Wahl!

Weshalb man einen Schnupfen sofort vertreiben soll

Auf den ersten Blick muss man sich keine Sorgen machen: Ein einfacher Schnupfen verschwindet meist in ein oder zwei Wochen ohne irgendeine Behandlung. Anscheinend harmlos ist er auch, wenn er als »begrenzte« Allergie auftritt – als Störung, die nur in bestimmten Zeiten des Jahres oder bei Anwesenheit gewisser Substanzen vorkommt.

Doch wenn Sie nicht in guter Verfassung sind, können aus einer Lappalie leicht komplizierte Probleme entstehen, zum Beispiel ein grippaler Infekt (landläufig Grippe genannt) mit laufender Nase und beginnendem Fieber. Innerhalb einer Stunde liegen Sie flach, ohne Kraft und Energie, denn das Laufen der Nase bewirkt einen starken Verlust an Spurenelementen (gleiches Phänomen wie bei Durchfällen, Blutungen, übermäßigem Schwitzen usw.). Die Komplikationen beginnen: hohes Fieber, Erschöpfung, Atembeschwerden, verschiedene Schmerzen, Husten, Bronchitis und bei manchen Menschen schließlich ein Asthmaanfall.

Genauso erging es mir in der Vergangenheit: Ich fing mir leicht einen Schnupfen ein, einen grippalen Infekt mit allgemeiner Müdigkeit, und wenn ich zu husten begann, traten die Asthmaanfälle auf. Jetzt stimuliere ich die Reflexpunkte im Gesicht schon beim ersten Niesen und vertreibe den Schnupfen sofort. Seit mehr als zehn Jahren habe ich keine Asthmaanfälle mehr. Was halten Sie davon?

In der Lage sein, sich selbst zu kurieren

Dien Cham ermöglicht Ihnen, sich verschiedener Faktoren bewusst zu werden:

- Die Schmerzen können auf einfache, natürliche Art gelindert werden, ohne dass man Medikamente einnehmen muss, die den Organismus vergiften.
- Die Beschwerden kann man gleich zu Beginn vertreiben, damit alle folgenden Komplikationen vermieden werden.
- Die Gesundheit beruht auf einem guten Energiefluss und nicht auf der Wirkung chemischer Medikamente.
- Sie selbst können Ihr eigener Arzt sein, um sich zu versorgen und Ihre Freiheit bei der Wahl einer Therapie zu behalten.

All diese Möglichkeiten sollte Sie jedoch keinesfalls daran hindern, einen Arzt aufzusuchen, wenn Sie das Gefühl haben, dass es sich um eine ernste Sache handelt. Doch wenn die Schulmedizin nicht zu Ergebnissen führt, warum sollten Sie dann nicht andere Methoden ausprobieren, natürlichere, traditionelle – und warum nicht Dien Cham? Sie haben nichts zu verlieren, aber alles zu gewinnen!

Prägen Sie sich die Reflexzonen ein

Viele Menschen können oder wollen nicht für sich selbst sorgen. Sie möchten, dass man sich um sie kümmert und Ihnen vorkaut, was zu tun ist. Oder sie ziehen es eher in Betracht, ein Medikament zu schlucken, als die zu stimulierenden Punkte zu suchen. Das ist ihr Problem!

Andere wollen die Sache gern in die eigenen Hände nehmen, aber finden manche Methoden zu schwierig, zu umfangreich, um selbst damit zu Rande zu kommen. Haben Sie keine Angst: Mit Dien Cham wird alles einfacher! Sie müssen nicht alle Punkte auswendig kennen – bereits mit etwa dreißig kann man sehr viel bewirken.

Oder noch einfacher: Es reicht, wenn Sie die Reflexzonen im Gesicht kennen, damit Sie alle Arten von Schmerzen lindern können. Es genügt, wenn Sie mit einem Kugelschreiber großräumig über die betroffene Zone streichen und wenn Sie auf einen empfindlichen Punkt stoßen, dort etwas länger verweilen. Damit erreichen Sie eine sofortige Linderung. Beispielsweise bei Schmerzen im Ellenbogen (mit anderen Therapien sehr schwer zu lindern) genügt es, über den Brauenbogen zu streichen, um am höchsten Punkt der Augenbraue auf einen schmerzhaften Punkt zu stoßen. Sobald Sie diesen etwas länger stimulieren, erreichen Sie meist eine sofortige Besserung der Schmerzen im Ellenbogen. Man erreicht sogar die sofortige Lösung blockierter Halswirbel, wenn man die Nasenwurzel zwischen den Augen stimuliert. Man muss nur die Entsprechungen (Zone zu Organ beziehungsweise Körperteil) kennen.

Einfacher als die chinesische Energetik

Wenn man von Energie spricht, denkt man sofort an die chinesische Energetik, an die Energien Yin und Yang, an das Netz der Meridiane. Die Traditionelle Chinesische Medizin (speziell die Akupunktur und die Phytotherapie) erzielt bei vielen Krankheiten und vor allem bei Schmerzen ausgezeichnete Wirkungen. Eine Reihe von wiederentdeckten oder wieder modern gewordenen natürlichen Methoden stützt sich darauf, sei es auf den Gebrauch der Meridiane oder durch Verwendung der Energien Yin und Yang.

Doch die Traditionelle Chinesische Medizin ist sehr kompliziert, braucht gründliche Kenntnisse und sehr viel Praxis und erfordert jahrelanges Studium, bis man sie beherrscht. Ärzte lernen in drei Jahren die Akupunktur und halten das für ausreichend, dabei vernachlässigen sie sogar die chinesische Art den Puls zu nehmen, weil sie diese für ein Geduldsspiel halten, das zu viel von ihrer Zeit verbraucht!

Ich möchte bei diesem Thema nicht polemisch werden, sondern nur sagen, dass man für Dien Cham nichts von Yin und Yang oder dem chinesischen Puls wissen muss, um erfolgreich zu sein. Es gibt noch ein anderes System, das ebenso wirksam ist wie die Meridiane und das jeder kennt: das Nervensystem, das unseren Körper durchzieht, jedes Organ, mit seiner eigenen Energie, dem Nervenimpuls.

Der Nervenimpuls, eine oft vernachlässigte Energie

Unzählige Personen versuchen, sich mit Entspannung, Meditation, positivem Denken, Visualisation, Konzentration oder Gebet zu heilen. All diese Techniken beruhen auf der Entspannung des Nervensystems, die einen besseren Fluss der Nervenimpulse zulässt und die manchmal durch die Gedanken in den kranken

Bereich geführt werden. Man kann so gewisse Schmerzen, Spannungen und Ängste lindern, manchmal sogar eine Blutung stoppen oder einen Tumor verschwinden lassen! Doch diese Techniken erscheinen zu einfach, um glaubhaft zu sein. Das Gleiche gilt für Dien Cham, bei dem es ausreicht, einfach die Reflexpunkte oder -zonen zu stimulieren, um sofort eine Besserung festzustellen. Ob Sie es glauben oder nicht, es funktioniert, und das ist die Hauptsache. Das scheint zu einfach, um wahr zu sein! Ich will nicht, dass Sie mir blind vertrauen, sondern dass Sie es ausprobieren!

Bei meinen Demonstrationen in Tausenden von Fällen auf Naturmedizin-Messen oder im Verlauf meiner Workshops konnte ich feststellen, wie wichtig die vorhergehende Entspannung des Nervensystems ist, ja, dass sie eigentlich unumgänglich ist. Schon die Stimulierung der Punkte zur Entspannung und zur Kräftigung empfinden die Menschen als Wohltat und stellen sofort fest: »Ich fühle mich wohl! Ich bin völlig entspannt. Ich spüre überall ein wohliges Gefühl, Wärme, die meine Wirbelsäule hinabsteigt ... Ich habe Lust zu schlafen, mich auszuruhen.« Oder: »Ich fühle mich total gestärkt, wach, absolut fit!«

Dabei ist mir bewusst geworden, dass man für eine wirksame Behandlung nicht immer mit Hilfe der empfindlichen Punkte das kranke Organ suchen muss. Oft reicht es, zuerst das Nervensystem zu entspannen und dann die Nervenimpulse durch die Kräftigungspunkte zu beleben. Erst dann kann man sich mit den Problemen des Patienten befassen und die betroffenen Reflexpunkte oder -zonen stimulieren. Das ist einfach, wirksam und schnell.

Nicht zweifeln – einfach ausprobieren!

Sie können sofort gute Ergebnisse erzielen, wenn Sie den Anleitungen in diesem Buch folgen. Doch es ist noch viel einfacher und wirksamer, wenn Sie sehen, wie die Technik vor Ihren Augen ausgeführt wird, und wenn Sie im Versuch an sich selbst die Wohltaten spüren können. Einige von Ihnen werden sicher sagen: »Ich weiß schon jetzt, dass das nicht funktioniert, das ist Betrug!« Es ist Ihr gutes Recht, so zu denken. Aber probieren Sie es erst einmal aus.

Ideal wäre der Besuch einer meiner Demonstrationsstunden auf Messen oder die Teilnahme an einem meiner Workshops (Informationen im Internet unter Stichwort Dien Cham). Dort können Sie sofort selbst feststellen, ob es hilft oder nicht. Und Sie werden dann wahrscheinlich meine Empfehlung als richtig empfinden: »Lernen Sie Dien Cham, damit Sie sich um sich selbst kümmern, die Behandlung selbst fortführen und so Rückfällen vorbeugen können.«

Die Dien-Cham-Workshops

Anhand dieses Buches können Sie die Grundlagen des Dien Cham erwerben: Kenntnisse der Basispunkte mit ihren Funktionen, einige Reflexzonen sowie fertige Formeln für jeden Fall. Das ist ein ausgezeichneter Ausgangspunkt. Doch Dien Cham geht noch viel weiter.

Es gibt verschiedene andere Schemata der Projektion des Körpers auf das Gesicht, die wir im Rahmen dieses Buches nicht vorgestellt haben, um Sie nicht zu verwirren. Wir haben der Wirksamkeit und der Einfachheit den Vorzug gegeben, was aber keine Einschränkung der Ergebnisse bedeutet! Es gibt jedoch noch andere Punkte, die Ihnen am Anfang nicht viel nützen würden, es Ihnen aber in der Folge, wenn Sie mit der Methode vertraut sind, ermöglichen, Dien Cham mit noch größerer Genauigkeit anzuwenden und noch spektakulärere Ergebnisse zu erzielen.

Dieses Buch nützt Ihnen also in hohem Maß. Sie wissen aber auch, dass Beschreibungen das persönliche Empfinden und die praktische Erfahrung kaum ersetzen können. Deshalb halte ich meine Workshops ab – die meist einen Tag dauern. Bei diesen Treffen können Sie selbst einige Behandlungen bekommen und die Methode unter meiner Aufsicht an anderen Teilnehmern anwenden. Sie haben dabei auch die Gelegenheit, alle die Fragen zu stellen, die sich Ihnen zu Beginn Ihrer Dien-Cham-Praxis bestimmt aufgedrängt haben: »Mit welchem Punkt soll ich anfangen? Wie stimuliere ich diesen Punkt? Stimuliere ich zu stark oder nicht ausreichend? Woher weiß ich, wie lange ich bei jedem Punkt verweilen muss?« Sicher haben wir auf eine Reihe von Fragen in diesem Buch schon Antworten gegeben, doch wir wissen, dass die Praxis Ihnen weitere Fragen in den Mund legen wird. Sie sollen also wissen, dass wir Ihnen zur Verfügung stehen, um zu antworten und Ihre ersten Versuche zu unterstützen (Informationen im Internet unter Stichwort Dien Cham).

Der Workshop Stufe 1 ist ein Anfängerkurs, bei dem die Kenntnis der Reflexzonen und von etwa dreißig Punkten mit ihren Funktionen sofort in die Praxis umgesetzt wird. Man lernt in sechs Stunden, wie man die Stimulierung mit den Fingern, einem Kugelschreiber, einem Roller und einer Stahlspitze anwendet, um chronische Fälle zu behandeln.

Dann können Sie am Workshop Stufe 2 teilnehmen, um Ihre Kenntnisse zu vervollkommnen. In sechs Stunden ergänzen Sie Ihr Wissen über die verschiedenen Funktionen der Punkte, studieren neue Diagramme zur Projektion des Körpers und der inneren Organe auf das Gesicht und vergrößern so Ihr therapeutisches Arsenal beträchtlich.

Ab Stufe 3 lernen Sie einen ganzheitlichen Ansatz kennen, und kombinieren Dien Cham mit anderen von mir entwickelten Methoden, mit denen Sie ebenso einfach und wirkungsvoll behandeln können. Diese Techniken – darunter eine Massage, die in zehn Minuten Körper und Geist wieder in Harmonie bringt – und einige einfache Geräte wirken auf der Ebene von Vibrationen und der Chakren.

Jeder kann Dien Cham anwenden!

Es gibt keine Altersgrenze, um Dien Cham anzuwenden: von drei bis hundert Jahren, jeder kann es, überall, in jeder Stellung, sitzend, stehend, liegend … Man kann sogar Kindern beibringen, sich auf diese einfache Weise zu behandeln, anstatt sie darauf zu programmieren, bei den geringsten Beschwerden zur Tablette zu greifen. Als ich den Schnupfen meiner zweijährigen Enkelin behandelte, ließ sie es ohne Protest geschehen. Plötzlich schnappte sie sich den Kugelschreiber und begann, damit auf ihr Gesicht zu klopfen, dann auf meines – zu meiner großen Zufriedenheit. Eine neue Anhängerin des Dien Cham hatte ihre ersten Versuche absolviert (die ich natürlich weiter gefördert habe).

Betrachten Sie Ihre Gesundheit im Ganzen!

Dien Cham ist kein Wundermittel, das Gesundheit herbeizaubert. Andere Faktoren spielen selbstverständlich ebenfalls eine lebenswichtige Rolle, zum Beispiel eine ausgewogene Ernährung, eine gute Atmung, ein gesundes Leben. Außerdem sollten Sie sich so weit wie möglich vor Luftverschmutzung und Elektrosmog wie auch vor negativen Strahlen, die Ihr Wohn- oder Arbeitsumfeld stören können, schützen. Ein Leben in Harmonie mit der Natur und mit Ihrem göttlichen Ich ist ein wichtiger Beitrag zur Gesundheit und zum Gleichgewicht. Diese Punkte werden auch im Rahmen der Workshops angesprochen ebenso wie einige Techniken, um die Störungen, die durch unser modernes Leben auftreten, zu beheben.

Jetzt bleibt mir nur noch, Ihnen ausgezeichnete Ergebnisse zu wünschen.

Zum Abschluss

Sie haben nun die Voraussetzungen für eine wirklich außergewöhnliche Methode gelernt, wahrscheinlich Ihre ersten Schritte auf dem Weg zur Gesundheit zurückgelegt und mit Freude erste Ergebnisse erzielt. Sehr gut! Doch Achtung: kein Fanatismus! Auch wenn die Erfolge mit Dien Cham unbestreitbar sind, machen Sie kein Wundermittel daraus! Zögern Sie nie, die Schulmedizin zu Hilfe zu nehmen, wenn die Situation es erfordert.

Wenn Sie also bei Ihrem Kind eine Blinddarmentzündung befürchten, rufen Sie den Arzt. Sie können trotzdem in der Wartezeit die fraglichen Reflexzonen und -punkte stimulieren. So helfen Sie entscheidend und bringen doch nicht die Gesundheit Ihres Kindes in Gefahr. Das Gleiche gilt für alle Notfälle: Rufen Sie den Notarzt, und wenden Sie in der Wartezeit Dien Cham an, speziell die Wiederbelebungspunkte, mit denen Sie Leben retten können. Wie in allen sensiblen Bereichen sollten Sie auch hier den gesunden Menschenverstand walten lassen!

Um Fortschritte zu machen: üben

Abgesehen von solchen Notfällen ist der beste Rat, den man Ihnen geben kann: Üben Sie so viel wie möglich, und glauben Sie uns, es mangelt nicht an Gelegenheiten. Üben Sie erst einmal an sich selbst, mit einem Spiegel, um die Festlegung der Punkte zu erleichtern. Dann lassen Sie Ihre Angehörigen und Freunde in den Genuss von Dien Cham kommen.

Sie können sogar Ihre Tiere behandeln! Wenn ich bei mir selbst die Punkte im Gesicht stimuliere oder die Technik bei einem Angehörigen anwende, verlangt mein Hund immer eindeutig seine eigene Behandlung. Er streckt mir seine Schnauze entgegen und genießt es offensichtlich, wenn ich ihn mit den Fingern, dem Kugelschreiber oder dem Roller massiere. Ich massiere Schnauze, Stirn und Umfeld der Ohren, bis er selbst das Schlusszeichen gibt und zufrieden davontrottet – ganz offensichtlich bringt ihm die Massage große Befriedigung.

Sofortige Ergebnisse

Was die Ergebnisse betrifft, so müssen sie von der ersten Behandlung an erfolgen, wenn Sie einen bestimmten Fall bearbeiten, und die Linderung muss praktisch augenblicklich sein. Nach fünfzehn Jahren Dien-Cham-Praxis in Vietnam und anderswo, ist es mir möglich, mit Bestimmtheit zu sagen, dass ein Versagen nicht an der Methode selbst liegt. Wenn Ihre Behandlung nicht von Erfolg gekrönt zu sein scheint, kann das drei Gründe haben:

- Sie haben die Punkte ungenau, ungenügend oder falsch festgelegt.
- Sie haben nicht die Punkte stimuliert, die im vorliegenden Fall angebracht gewesen wären.
- Sie haben nicht gut stimuliert: im Allgemeinen zu kurz (rechnen Sie 10 bis 20 Sekunden pro Punkt als Minimum) oder zu leicht, zu oberflächlich.

Diese Methode wirkt nicht aus psychologischen Gründen, sondern weil sie auf den natürlichen Reflexen basiert, die der menschliche Körper auf eine richtige Stimulation zeigt. Sie wissen alle: Wenn der Kreislauf die Quelle des Lebens ist, ist die Stagnation die Quelle des Todes. Dien Cham ist eine wirksame Methode, um den freien Fluss der Energie wiederherzustellen, wenn er blockiert oder abgebremst ist.

Die Bewegung ist das Leben. Das ganze Universum wird beherrscht von der Bewegung, die eines der großen Naturgesetze ist, eines der untrüglichsten. Wir beziehen unsere kreativen Kräfte von der Erde, der Sonne und dem Wasser, die selbst ständig in Bewegung sind, und dank dieser Kräfte wachsen wir, altern wir und sterben wir. Nichts bleibt unbeweglich, unsere Vitalität steigt oder fällt im Verhältnis zur Qualität oder zum Mangel unserer Energie: Die Unbeständigkeit ist die Regel!

Dien Cham ermöglicht durch die Stimulierung der entsprechenden Punkte, dass unser ganzer Körper in Bewegung bleibt und dass jeder Teil seinen eigenen Rhythmus behält. Wenn sich der Energiefluss verlangsamt, treten Schmerzen auf – die Alarmsignale der Natur –, um uns auf Störungen in unserem Organismus aufmerksam zu machen.

Wir müssen unseren Körper und seine Reflexe gut kennen, und wir müssen Dien Cham beherrschen, um reagieren zu können. Es wird nicht verlangt, an eine Methode zu glauben, die nie bewiesen wurde, sondern es geht darum, Ergebnisse zu erzielen und festzustellen. Und so werden Sie immer weiter vordringen und diese »Wissenschaft der Energie« vervollkommnen wollen. Sie wird seit Jahrtausenden in der einen oder anderen Form angewendet, zunächst von den Chinesen mit den Akupunkturnadeln, dann in jüngerer Zeit in Vietnam mit der manuellen Stimulation, genauso wirksam und wesentlich einfacher!

Wir wünschen Ihnen, dass Sie sich selbst um Ihre Gesundheit kümmern können, auf allen Ebenen Ihres Seins. Wenn Sie sich angewöhnen, täglich diese Gesichtsreflexzonenmassage durchzuführen, können Sie viele Beschwerden vermeiden und beginnende Störungen beheben. Ist das nicht das Ziel jeder Therapie?

Wir wünschen Ihnen Gesundheit und Lebensglück!

Punkte schnell finden

Körperteile und Organe und
die ihnen entsprechenden Punkte

Kopf

Augen   103, 16, 34, 50, 3, 6, 0, 60, 65, 73, 97, 98, 100, 106,130, 177, 185, 191, 195, 197

Gehirn   65, 103, 124, 126

Gesicht   60, 37

Hals   8, 106, 65

Hypophyse   26, 103

Kehle   8, 61, 14, 26, 64, 106

Kiefer   8, 15

Lippe, Mund   8, 37, 39, 3, 61, 0

Nacken, Hinterkopf   106, 26, 65, 87, 365, 127, 8, 100

Nase   126, 65, 26, 61, 39, 50, 3, 19, 7, 0

Nasennebenhöhlen   26, 34, 65, 97, 106

Ohr   65, 45, 41, 0, 14, 15, 16, 74

Ohrspeicheldrüsen   14

Scheitel   103, 106, 126, 50, 51, 87, 365

Schilddrüse   14, 39

Schläfe   3, 180

Seite des Gesichts   41, 180, 100, 61, 3

Stirn   106, 103, 26, 60, 39, 61, 51

Zähne   8, 43, 34, 63, 22, 127

Zahnfleisch   15

Zunge   8, 60, 64

Schulter, Arme

Arm   97, 98, 60, 0, 51, 34, 73
Daumen   61, 180, 3
Ellbogen   98, 19, 97
Hand   130, 60
Handgelenk   100, 130, 41, 0
Kleiner Finger   85, 191, 0
Mittelfinger   38, 60, 195
Ringfinger   60, 177
Schulter   34, 98, 65, 73
Schulterblatt   106, 34, 97, 98
Unterarm   98, 60, 0, 51
Zeigefinger   39, 185, 300

Die Finger haben auch längs des Haaransatzes und in der Falte von der Nase zum Mund (von 61 bis zum Mund) ihre Entsprechung.

Becken, Beine

Becken   17
Bein   6, 50, 156, 0, 73
Dritte Zehe   51
Ferse   127, 461
Fuß   34, 51, 97
Fußknöchel   127, 146
Große Zehe   97, 51, 365
Hüfte   64, 74, zwischen Ohr und
          Backenknochen
Kleine Zehe   51
Knie   38, 197, Mundwinkel 2 bis 3 cm in
          Richtung auf das Ohr
Kniescheibe   39, 156, 197
Leiste   64, 74
Oberschenkel   7, 17, 113, 37, 38, 50, 3

Brustkorb

Unterleib

Rücken

Organe

Harnleiter   85

Haut, Schleimhaut   26, 61, 3, 19

Herz   60, 8, 34, 106, 19, 3, 6, 61, 73, 156, 191

Hoden   7, 113, 65, 73, 156, 0, 87, 287

Leber   50, 103, 19, 61, 74, 197, 233

Lunge   26, 3, 61, 19, 60, 73

Magen   39, 37, 50, 61, 45, 63, 19, 127, 0, 64, 74

Mastdarm   19, 143, 126, 365

Milz   37, 124, 61

Nebennieren   0, 1, 17 + Mundwinkel

Niere   0, 1, 43, 45, 342, 300, 17, 38, 73 + Mundwinkel

Penis, Scheide   19, 63, 1, 50, 287, 0

Prostata   7, 37, 87, 156

Wichtigste Wirkungsweise der Punkte

Hier sind die Punkte nach ihren traditionellen Wirkungsweisen aufgelistet.

Abführend   19, 143, 3, 41, 38, 50

Abkühlend   26, 3, 85, 61, 87, 143, 180, 14, 16, 15, 8

Abwärtsbewegung des Chi   26, 3, 143, 51, 87, 14, 15

Abwehrkräfte steigernd   0, 61, 37, 50, 113, 127, 156, 7, 22

Aufwärtsbewegung des Chi   126, 103, 1, 19, 127, 22, 6, 37, 50, 0

Auswurf fördernd   37, 3, 461, 26

Beruhigend   124, 103, 106, 34, 26, 63, 0, 14, 16, 8, 60

Blutdrucksenkend   26, 3, 85, 39, 51, 14, 16, 15, 180, 8, 41

Blutdrucksteigernd   126, 103, 1, 19, 127, 0, 6, 50, 37

Blutstillend   16, 0, 61, 17, 7, 50, 6, 37, 124, 34, 16, 287

Cholesterinsenkend   41, 50, 37, 38, 85, 113, 7, 233

Durchblutungsfördernd   0, 7, 37, 43, 50, 74, 87

Entgiftend   26, 3, 85, 87, 143, 7, 50

Entzündungshemmend   26, 3, 50, 17, 38, 14, 16, 61, 60, 7

Erwärmend   1, 43, 0, 19, 17, 7, 50, 37, 127, 61, 15

Harntreibend   26, 3, 85, 87, 37, 38
Kräftigend, anregend   0, 6, 7, 19, 45
Krampflösend   61, 16, 19, 63, 87
Linderung bei Atembeschwerden   26, 19, 3, 38, 87, 143
Regulierung der Muskelkontraktion   19, 63, 74, 64, 45, 50, 39, 87, 14, 365, 61
Regulierung des Blutdrucks   0, 17
Regulierung des Chi, des Blutbilds   124, 103, 34, 19, 63, 60, 0
Regulierung des Herzrhythmus   0, 1, 3, 8, 16, 19, 34, 61
Schmerzstillend   26, 124, 34, 61, 60, 39, 41, 50, 3, 0, 14, 16
Sekretionen verringernd   103, 126, 63, 7, 17, 1, 50, 0, 61, 15, 16, 51, 22, 287
Sekretionssteigernd   26, 3, 39, 85, 19, 87
Stärkend   124, 103, 34, 1, 45, 127, 22, 50, 41, 37, 39, 60, 61
Verdauungsfördernd   0, 14, 41, 39, 37, 45, 113

Symptome und die Punkte, die sie lindern

Die Punkte sind hier nach den Symptomen, die sie lindern, aufgelistet.
Allergie   0, 7, 17, 50
Atembeschwerden, Erstickungsgefühl   19, 60, 14, 3, 85, 87, 61
Brennen   26, 3, 61
Fieber, Hitzeempfindung   26, 3, 85, 143, 60, 87, 14, 16, 15
Frösteln, Kälte   1, 19, 17, 0, 51, 127, 60, 50, 37, 6, 61
Gedächtnisschwäche   103, 124, 34, 60, 50, 3
Hautausschlag   0, 3, 124
Juckreiz   26, 3, 61, 17
Neuralgie   39, 60, 45, 0, 17, 300
Pruritus   17, 50, 3, 26, 0, 124, 34
Schmerz   41, 60, 34, 61, 14, 16, 0
Schwindel   63, 106, 65, 60, 8
Schwitzen   124, 34, 60, 0, 19, 61
Sexuelle Probleme   0, 1, 19, 43, 63, 87

Stechender Schmerz   3, 50, 60, 0, 17
Taubheitsgefühl   19, 37, 0, 60
Tetanie   50, 19, 63, 26, 61, 103
Trägheit, Apathie   124, 34, 0, 1, 45, 60, 61, 19, 17, 127, 22, 50, 6
Verdauungsprobleme   0, 7, 14, 41, 37, 39, 45, 113
Zittern   45, 1, 50, 0, 60, 124, 34

Beschwerden-Register mit den entsprechenden Punkten

Die fett gesetzten Zahlen geben die
Seite in diesem Buch an.